AIKIDO EMOCIONAL: EL SISTEMA 2A + 2B + 2C + 2D

Del combate interno a la armonía interior

Edición y corrección: Randy Saborit Mora
Diseño interior, de cubierta y maquetación: Otane González Martínez

La Fe Medical Clinic, servicios médicos y publicación de libros educativos y de autoayuda en temas de salud mental y medicina general, con un enfoque humano y accesible. Para más información sobre cómo obtener ejemplares o acceder a otros recursos sobre salud emocional o servicios médicos, visite nuestras páginas web:

La Fe Medical Clinic
3030 East 4th Street
Los Ángeles, CA 90063

www.metodoaikidoemocional.com
www.lafeclinic.com
www.telegalenos.com

El libro Aikido emocional: el sistema 2A + 2B + 2C + 2D forma parte de la colección *Herramientas de la psiquiatría moderna*, que fue diseñada para ofrecer instrumentos clínicos claros, prácticos y científicamente fundamentados. A través del enfoque 2A + 2B + 2C + 2D, el lector aprende a trabajar con la emoción —no contra ella— transformando el conflicto interno en adaptación, control y cambio.

Aikido emocional: el sistema 2A + 2B + 2C + 2D
Escrito por el Dr. Alexis Gómez González

ISBN: 978-1-968561-11-6

AIKIDO EMOCIONAL:
EL SISTEMA
2A + 2B + 2C + 2D

Alexis Gómez González

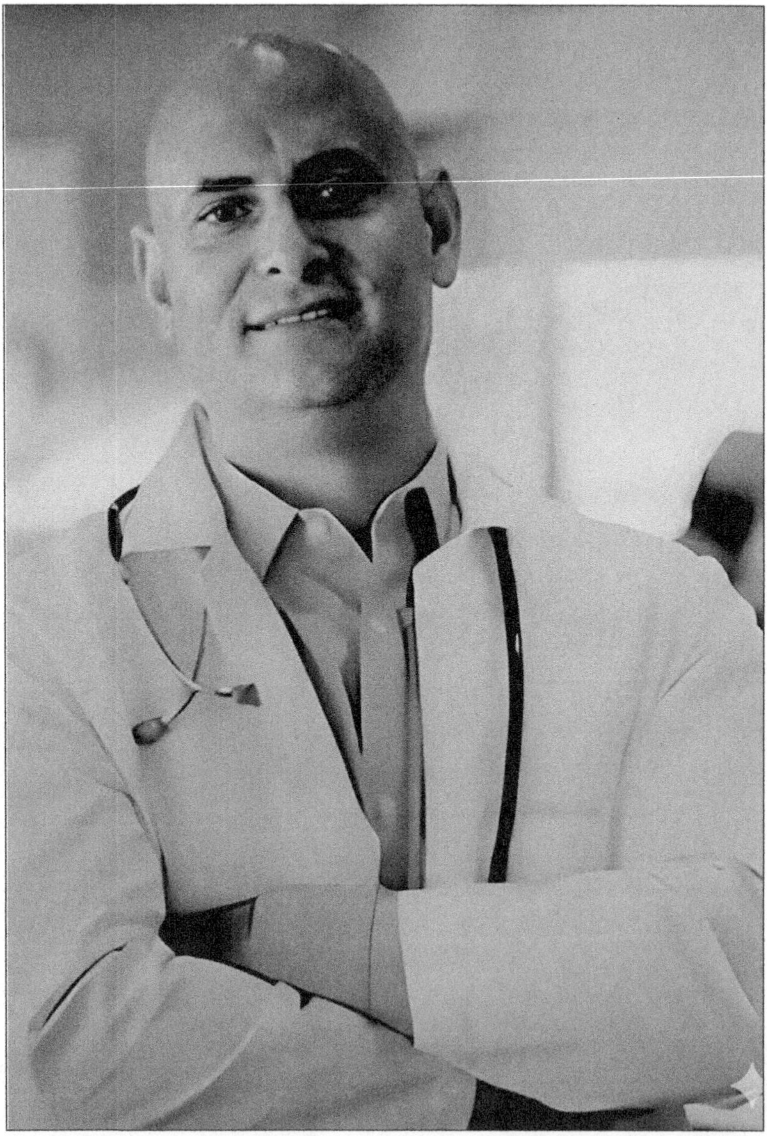

Presentación del autor

Mi nombre es Alexis Gómez González. Soy un médico graduado de la Escuela de Ciencias Médicas de La Habana y de la Universidad de Long Beach, California, con especialidad y maestría en medicina familiar y psiquiatría. En mis más de 26 años de experiencia clínica, comunitaria y docente he trabajado en áreas de la medicina familiar y la psiquiatría en comunidades de Cuba, México y Estados Unidos enfocado en humanizar la medicina y acercarla a quienes más lo necesitan.

He dedicado mi carrera a la atención integral de los trastornos mentales, con especial énfasis en ansiedad, depresión, insomnio, adicciones y trastornos del neurodesarrollo. Formado en medicina y psiquiatría, he combinado el conocimiento clínico con la pasión por la docencia y la divulgación accesible. He creado materiales gráficos innovadores, he ayudado a pacientes, familias y profesionales de la salud a comprender de manera clara y empática la complejidad de la mente humana y he trabajado en la creación de un enfoque que integra la ciencia, la compasión y el lenguaje visual como herramientas terapéuticas y educativas.

Actualmente dirijo una clínica en Los Ángeles y otra en la Ciudad de México, enfocadas en el tratamiento humanista y efectivo de problemas psiquiátricos, especialmente en poblaciones vulnerables. También participo en proyectos de formación médica, creación de libros ilustrados y atención comunitaria.

Agradecimientos

Este libro no habría sido posible sin el apoyo y la contribución de muchas personas. Agradecemos profundamente a los profesionales de la salud mental, investigadores y expertos que han compartido sus conocimientos y experiencias para enriquecer el contenido de este texto.

A nuestro editor y colaboradores, cuyo esfuerzo y dedicación han hecho posible la publicación de este libro. Su apoyo ha sido fundamental en cada etapa del proceso.

Finalmente, agradecemos a todos los lectores que buscan comprender y cultivar su inteligencia emocional. Su compromiso con el aprendizaje y el crecimiento es inspirador y esencial para avanzar en la gestión de libros como este.

Índice

PRÓLOGO

El arte de vencer sin luchar. La revolución emocional del siglo XXI

Durante siglos, la humanidad ha aprendido a luchar. A luchar contra la naturaleza, contra los demás, contra el tiempo. Y, quizá la batalla más silenciosa y desgastante de todas: a luchar contra sí misma.

Luchamos contra el miedo cuando aparece sin permiso. Luchamos contra la ira cuando desborda el cuerpo. Luchamos contra la tristeza cuando no encaja con lo que "deberíamos" sentir. Luchamos contra la ansiedad, contra el dolor emocional, contra aquello que no podemos controlar. Y sin darnos cuenta, esa lucha constante se ha convertido en la principal fuente de sufrimiento psicológico de nuestra era.

Este libro nace de una pregunta sencilla pero profunda: ¿Y si el problema no fuera la emoción… sino la forma en que luchamos contra ella? El aikido emocional propone un cambio radical de paradigma.

No se trata de reprimir, dominar ni eliminar lo que sentimos. Se trata de aprender a movernos con la emoción, igual que en el aikido tradicional: usando la energía que llega, redirigiéndola con consciencia, transformando el impacto en equilibrio.

Vencer sin luchar no significa rendirse. Significa dejar de pelear batallas innecesarias. Significa usar la inteligencia del cuerpo, de la mente y del vínculo humano para transformar el conflicto interno en armonía funcional. Esta es la revolución emocional del siglo XXI.

Durante décadas, la inteligencia emocional se ha presentado como una habilidad cognitiva: reconocer emociones, nombrarlas, gestionarlas. Ha sido un aporte valioso, pero incompleto. En la práctica clínica y en la vida real, muchas personas saben perfectamente lo que sienten... y aun así reaccionan, se desbordan, se bloquean o repiten los mismos patrones.

¿Por qué? Porque la emoción no vive solo en la mente. Vive en el sistema nervioso, en la respiración, en la postura, en los reflejos automáticos del cuerpo. Vive en circuitos neuronales antiguos, diseñados para la supervivencia, no para la reflexión racional.

El aikido emocional surge precisamente de integrar tres grandes tradiciones de conocimiento que rara vez dialogan entre sí de manera profunda: la neurociencia moderna, la psicoterapia contemporánea y la filosofía oriental.

La neurociencia moderna nos muestra cómo se activan las emociones en el cerebro y el cuerpo, cómo la amígdala responde antes que el pensamiento consciente, cómo el nervio vago, la respiración y la postura regulan nuestro estado interno.

La psicoterapia contemporánea ha demostrado que no basta con entender intelectualmente un problema: es necesario experimentar nuevas respuestas emocionales, entrenar la regulación y crear hábitos internos sostenibles.

Y la filosofía oriental, en especial el aikido, que desde hace décadas enseña una verdad olvidada por Occidente: la fuerza no se enfrenta con fuerza, la energía no se bloquea, se redirige.

De esta integración nace el sistema **2A + 2B + 2C + 2D:** ocho puertas emocionales que transforman la manera en que nos relacionamos con lo que sentimos y con quienes nos rodean: Anticipar/Analizar/Bienvenida/Benevolencia/Controlar/Cambiar/Derrotar/Disolver.

No son conceptos abstractos. Son movimientos internos. Son decisiones corporales, cognitivas y emocionales que pueden entrenarse, repetirse y fortalecerse con el tiempo.

A diferencia de muchos enfoques de autoayuda, el aikido emocional no promete eliminar emociones incómodas ni alcanzar un estado permanente de calma. La vida no funciona así. Las emociones seguirán apareciendo, a veces con intensidad, a veces sin aviso.

La diferencia está en lo que hacemos cuando aparecen. El aikido emocional no busca personas "perfectamente equilibradas". Busca personas presentes. Personas que puedan sentir sin perderse. Que puedan enojarse sin destruir. Que puedan ponerse límites sin culpa. Que puedan cerrar conflictos sin cargar resentimientos durante años.

En el corazón de este método existen cuatro pilares que sostienen todo el sistema: la consciencia, entendida no solo como darse cuenta mentalmente, sino como percibir el cuerpo, las señales tempranas, los microcambios que anuncian una reacción antes de que estalle.

La compasión, no como debilidad, sino como una forma avanzada de fuerza. Compasión hacia uno mismo y hacia los demás, entendiendo que cada persona actúa desde su nivel de regulación y sus propias heridas.

El control, no como represión emocional, sino como dirección consciente de la energía interna. Controlar es saber pausar, respirar, cambiar postura, recuperar el centro antes de responder.

Y el cambio, como capacidad de flexibilidad emocional. Cambiar pensamientos, cambiar hábitos, cambiar interpretaciones automáticas que nos mantienen atrapados en el mismo conflicto una y otra vez.

Este libro no está escrito solo para terapeutas o profesionales de la salud mental. Está escrito para cualquier persona que haya sentido alguna vez que sus emociones la superan. Para quienes aman, trabajan, crían, lideran, se equivocan y vuelven a intentar. Para quienes desean dejar de reaccionar y empezar a responder.

A lo largo de estas páginas encontrarás ciencia, sí, pero también humanidad. Encontrarás explicaciones claras, pero sobre todo encontrarás prácticas aplicables a la vida real: en el trabajo, en la pareja, en la familia, en los momentos de crisis y en los silencios cotidianos.

El aikido emocional no es una técnica para "ganar discusiones". Es un camino para ganar coherencia interna. No busca controlar al otro. Busca recuperar el propio centro.

Si este libro logra que, en el próximo momento difícil, en lugar de reaccionar impulsivamente te detengas un segundo, respires y elijas un movimiento más consciente... entonces ya habrá cumplido su propósito.

Porque el verdadero arte de vencer sin luchar no consiste en dominar al mundo, sino en aprender a habitarlo con mayor claridad, dignidad y paz interior.

Dr. Alexis Gómez González

PRIMERA PARTE.
El arte de la energía interior

CAPÍTULO 1. Aikido emocional: el nuevo arte de dominar la energía interior

1.1 La revolución silenciosa

El siglo XXI ha cambiado la forma en que vivimos, sentimos y pensamos. Una parte de la población mundial ya no lucha solamente por alimento o territorio, sino por algo mucho más sutil: estabilidad emocional, sentido de propósito y conexión auténtica.

La batalla más intensa no se libra en las calles ni en los templos, sino en el interior de cada mente humana. Vivimos en una era de hiperestimulación: pantallas que exigen atención, opiniones que dividen, ritmos que no nos permiten respirar.

El cuerpo se tensa, la mente reacciona y el alma —esa parte silenciosa que aún busca coherencia— se pregunta cómo mantenerse en paz sin desconectarse del mundo. La respuesta no es resistir ni escapar. La respuesta es **aikido emocional**.

1.2 El nacimiento de una nueva inteligencia

Desde que Daniel Goleman dio a conocer el concepto de **inteligencia emocional** comprendimos que el éxito y la plenitud dependen más de nuestra capacidad para comprender y manejar las emociones que de la lógica o el intelecto.

Pero con el tiempo, muchos descubrieron que *comprender* no siempre es *transformar*. Podemos saber que estamos enojados y aún así perder el control. Podemos reconocer la ansiedad y, sin embargo, dejar que nos paralice. Podemos hablar de calma, pero seguir siendo esclavos de la reactividad.

La inteligencia emocional fue el primer paso. El **aikido emocional** es el siguiente: una inteligencia emocional encarnada, dinámica y práctica. No se trata solo de entender lo que sentimos, sino de **movilizar** la energía emocional con elegancia, propósito y conciencia.

1.3 Del dojo al corazón

El aikido, creado por Morihei Ueshiba, es un arte marcial sin ataque: un movimiento de paz en medio del caos. El aikidoka no busca derrotar al otro, sino transformarse a sí mismo mientras redirige la energía del conflicto hacia la armonía. La violencia se disuelve en movimiento. El enemigo se convierte en maestro.

En el **aikido emocional**, el dojo es interior. Cada emoción es un oponente simbólico que, al ser reconocido, revela un mensaje. No hay golpes, sino lecciones. No hay resistencia, sino fluidez. No hay enemigos, solo energía esperando ser comprendida. El cuerpo, la mente y la emoción se convierten en una sola coreografía. Y en esa danza consciente, el caos se convierte en equilibrio.

1.4 Las ocho puertas del equilibrio: el sistema 2A + 2B + 2C + 2D

Toda emoción es energía en movimiento. Cuando fluye, nos impulsa a crecer. Cuando se estanca, nos atrapa en el sufrimiento. El sistema **2A + 2B + 2C + 2D** propone ocho movimientos internos que permiten reconducir esa energía hacia la armonía. Es el mapa emocional del aikidoka interior:

- **Anticipar:** percibir las señales antes de ser arrastrado por el impulso.

• **Analizar:** comprender el origen, la intención y el significado de la emoción.

• **Bienvenida:** dar la bienvenida a lo que sientes sin negarlo ni resistirlo.

• **Benevolencia:** responder con empatía, compasión y firmeza interior.

• **Controlar:** dominar el cuerpo, la respiración y la mente.

• **Cambiar:** reprogramar el pensamiento y el comportamiento con conciencia.

• **Derrotar:** romper los ciclos tóxicos sin herir ni destruir.

• **Disolver:** soltar la carga emocional y regresar al equilibrio.

Estas ocho puertas son una secuencia de transformación emocional: un flujo entre sentir, comprender, contener y liberar. Son el arte de convertir cada impacto interno en sabiduría.

1.5 Ciencia y espiritualidad en un mismo gesto

El aikido emocional une dos lenguajes que rara vez dialogan: la neurociencia y la espiritualidad. Cada movimiento interno tiene un correlato fisiológico preciso:

• **Anticipar:** activa la corteza insular, el radar emocional del cerebro.

• **Analizar:** involucra el hipocampo y la corteza prefrontal, donde damos significado.

Bienvenida: estimula la oxitocina, la hormona de la apertura y la conexión.

• **Benevolencia:** modula la corteza ventromedial, responsable de la empatía y la calma moral.

• **Controlar:** regula el nervio vago, desacelerando el corazón y estabilizando el cuerpo.

• **Cambiar:** fortalece la corteza dorsolateral, donde nace la reestructuración cognitiva.

• **Derrotar:** activa el cíngulo anterior, encargado de detener patrones reactivos.

• **Disolver:** sincroniza la red neuronal por defecto, restaurando la serenidad.

Pero además de biología, hay propósito. El aikido emocional enseña que sentir no es un error, sino una oportunidad de evolución. El miedo protege, la ira defiende, la tristeza purifica, la culpa enseña, la alegría integra y la serenidad revela. Cada emoción es un mensaje, no una amenaza.

1.6 El nuevo guerrero

El antiguo guerrero dominaba el mundo exterior; el nuevo domina su mundo interior. Su espada es la conciencia. Su armadura, la calma. Su victoria, la paz. El aikido emocional no busca eliminar el conflicto, sino convertirlo en aprendizaje.

No elimina la ira, la transforma en claridad. No niega el miedo, lo canaliza hacia la prudencia. No huye del dolor, lo convierte en sabiduría. Practicar aikido emocional es caminar hacia una nueva forma de humanidad: seres más presentes, más conscientes, más amables.

Es el entrenamiento invisible de líderes, terapeutas, padres y almas despiertas que comprenden que el poder verdadero no se impone, sino que se irradia.

1.7 La promesa

Este libro no promete una vida sin emociones, sino una vida donde las emociones se convierten en maestra, no en tiranas. Donde cada impulso se transforma en un movimiento de conciencia. Donde la mente y el corazón dejan de pelear para bailar juntos.

El **aikido emocional** no es una técnica, es un camino. Un viaje hacia la armonía interior que comienza con un solo gesto:
darle la bienvenida a lo que sientes. Y en esa bienvenida comienza la transformación.

CAPÍTULO 2. La neurofisiología del flujo emocional

2.1 La arquitectura de la emoción

Las emociones no son tormentas aleatorias; son el mecanismo de supervivencia más refinado que ha producido el cerebro humano. Cada sentimiento —del miedo a la alegría— es una señal bioquímica precisa, un puente entre el cuerpo y la mente, entre el pasado y el presente, entre la percepción y la acción.

Tres grandes sistemas trabajan en conjunto cada vez que sentimos:

1- El sistema límbico: el cerebro emocional detecta lo relevante, el peligro o la oportunidad. La amígdala activa la alarma, el hipocampo recuerda experiencias similares y el hipotálamo prepara al cuerpo para reaccionar.

2- El sistema nervioso autónomo: traduce esa alarma en una realidad fisiológica pues el corazón se acelera, la respiración cambia, la sangre se redistribuye.

3- La corteza prefrontal: sede de la razón y la planificación, interpreta y regula. Decide si esa emoción se convertirá en caos o en claridad.

Dentro de nosotros conviven lo ancestral y lo moderno: el impulso reptiliano de sobrevivir y la capacidad humana de observarnos a nosotros mismos en tiempo real. El **aikido emocional** es el arte de reconciliar ambos mundos: permitir que el instinto se mueva, pero que la conciencia lo guíe.

2.2 La ventana de los 90 segundos

Cuando la neurocientífica Jill Bolte Taylor observó su propio cerebro durante un evento vascular, descubrió algo fascinante: la oleada química de una emoción —la adrenalina, el cortisol, los neurotransmisores— dura alrededor de **90 segundos**.

Después de ese tiempo, la ola biológica tiende a disiparse por sí sola. Lo que prolonga el sufrimiento no es la química, sino la repetición. Es la mente reactivando la historia una y otra vez, manteniendo encendido el circuito neuronal del dolor.

En el **aikido emocional** esos 90 segundos son sagrados. Son tu *dojo interior*, tu ventana de transformación. En ese breve lapso puedes respirar, anclarte y redirigir. Puedes dejar que la emoción pase a través de ti sin convertirte en ella. Es el espacio entre la reacción y la respuesta. Y en ese espacio nace la libertad.

2.3 El cuerpo como espejo emocional

Cada emoción se escribe en el cuerpo.

- **La ira** aprieta la mandíbula y los puños, y prepara los músculos para defenderse.
- **El miedo** contrae el diafragma, listo para huir o congelarse.
- **La tristeza** encorva los hombros y hace más lenta la respiración, con lo cual invita al recogimiento.
- **La alegría** abre el pecho y eleva la mirada, comunicando así seguridad y conexión.

El cuerpo no miente: revela lo que la mente calla. Aprender a leerlo es aprender a escuchar el lenguaje del subconsciente. El aikido lo llama **Shin-Tai-Ichi:** la unidad entre mente y cuerpo.

La neurociencia moderna lo llama **interocepción:** la capacidad de percibir las sensaciones internas y usarlas como información. Sentir tu emoción no es debilidad; es maestría neurobiológica. En cuanto más pronto detectes su huella corporal, antes podrás aplicar las **2A: Anticipar** y **Analizar**.

2.4 El flujo emocional: de la energía a la conciencia

El proceso emocional es un ciclo de energía que se mueve en etapas predecibles. Cada etapa corresponde a un paso del sistema **2A + 2B + 2C + 2D**, y a circuitos cerebrales específicos:

Etapa	Sistema cerebral o corporal	Función terapéutica
Anticipar	Corteza insular + corteza prefrontal	Detección temprana de cambios emocionales
Analizar	Corteza prefrontal + hipocampo	Etiquetado cognitivo y creación de significado
Bienvenida	Sistema de oxitocina + neuronas espejo	Aceptación emocional y sensación de seguridad
Benevolencia	Corteza prefrontal ventromedial	Compasión y regulación moral
Controlar	Nervio vago + activación parasimpática	Equilibrio autonómico y estabilidad corporal
Cambiar	Corteza dorsolateral	Reevaluación cognitiva y cambio de hábito
Derrotar	Cíngulo anterior	Monitoreo de conflicto e interrupción de la reactividad
Disolver	Red neuronal por defecto	Integración y cierre emocional

Esto no es filosofía abstracta: es neurociencia en movimiento. Cada vez que aplicas uno de estos pasos, tu cerebro se reorganiza. Creas nuevos circuitos, fortaleces hábitos saludables y enseñas a tu sistema nervioso que la paz es una habilidad, no un accidente.

2.5 El nervio vago: el director oculto

Si existiera un director maestro que orquestara el equilibrio emocional sería el **nervio vago**. Nace en el tronco encefálico y se extiende hacia el corazón, los pulmones y el intestino. Es el mensajero de la calma, la seguridad y la presencia.

Cuando se activa mediante la respiración lenta, la postura consciente o el pensamiento compasivo, el nervio vago reduce la frecuencia cardíaca, mejora la oxigenación y aclara la mente. Es la base biológica del **Controlar** y el **Disolver:** el puente entre el cuerpo y la serenidad.

Un nervio vago activo no significa ausencia de emoción, sino la capacidad de sentir profundamente sin ahogarse en ello.

2.6 Resonancia y sincronía emocional

Los seres humanos somos organismos resonantes. Nuestros sistemas nerviosos se sincronizan unos con otros a través de señales invisibles: el tono de voz, la mirada, el ritmo de la respiración.

Por eso una persona en calma puede tranquilizar a todo un grupo, y una persona enojada puede contagiar su tensión en segundos. El **aikido emocional** aprovecha este fenómeno de manera consciente.

Al cultivar la coherencia interna —por medio de la respiración, la postura y la benevolencia— generas estabilidad fisiológica. En equipos, familias o contextos terapéuticos esa coherencia se vuelve contagiosa: lo que empieza como autorregulación se transforma en armonía colectiva.

2.7 El círculo de la transformación

La emoción nace en el cuerpo, se eleva a la conciencia y regresa como significado. El ciclo se completa cuando el sentimiento se integra, no cuando se reprime. Las ocho disciplinas del **aikido emocional** siguen ese recorrido exacto: del impulso a la comprensión, del instinto a la sabiduría.

Dominar la emoción no es silenciarla, sino permitirle completar su arco natural. Como en el movimiento de aikido, la emoción asciende, gira y vuelve al centro.

2.8 De la ciencia a la práctica

Cada respiración, cada pausa, cada pensamiento deliberado reconfigura tu cerebro. La neuroplasticidad no ocurre solo en terapia, ocurre cada vez que eliges conciencia sobre reacción.

El **aikido emocional** es, por tanto:

- **Filosofía:** no resistencia y compasión.
- **Ciencia:** interocepción, regulación y coherencia neural.
- **Práctica:** repetición, corporeidad y valor.

Cada vez que respiras en lugar de explotar emocionalmente, cada vez que das la bienvenida a una emoción en lugar de negarla, lo que estás haciendo es un acto de maestría biológica. Demuestras que la paz no es pasividad sino precisión.

Y así, el dojo se vuelve invisible: está en tu respiración, tus pensamientos, tus palabras. Cada interacción se convierte en entrenamiento. Cada emoción, en una oportunidad para evolucionar.

CAPÍTULO 3.
Aikido del duelo: el arte de caer sin destruirse

3.1 Introducción

Toda pérdida verdadera produce una ruptura. No solo se pierde a alguien, un rol o una etapa: se pierde **una versión de uno mismo**. El duelo es el proceso mediante el cual la mente, el cuerpo y la identidad intentan reorganizarse después de ese quiebre.

Desde el aikido médico, el duelo no es una enfermedad que deba corregirse ni una debilidad que deba superarse rápido. Es un **movimiento inevitable**. Y como todo movimiento, puede hacerse con torpeza —rompiendo estructuras internas— o con técnica, conciencia y compasión.

El aikido enseña algo esencial: no todo golpe puede esquivarse, no toda caída puede evitarse. Sin embargo, con el aikido se puede aprender a caer sin destruirse. Este capítulo integra el modelo de las etapas del duelo descritas por **Elisabeth Kübler-Ross** con la lógica del aikido médico y su fórmula **2A + 2B + 2C + 2D**, transformando el duelo en un proceso **acompañado, inteligible y clínicamente seguro**.

3.2 El duelo no es una escalera, es una ola

Uno de los errores más comunes —tanto clínicos como personales— es pensar que el duelo ocurre por pasos ordenados. En realidad, el duelo se parece más al mar: hay olas grandes, pequeñas, retrocesos, calma aparente y oleajes inesperados.

El aikido no obliga al cuerpo a moverse en línea recta. Se adapta al flujo. Por eso es un marco ideal para el duelo: **respeta la dinámica emocional sin imponer violencia.**

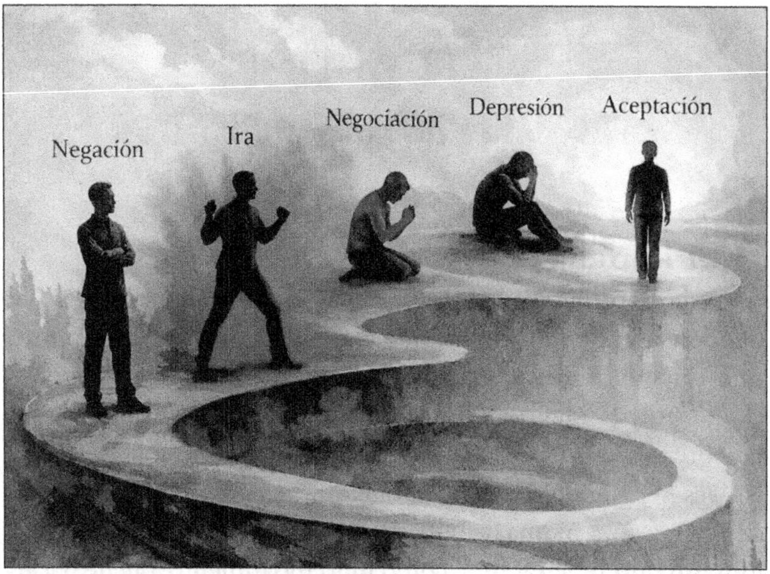

Figura 1. Las etapas del duelo no se recorren en línea recta. Negación, ira, negociación, depresión y aceptación emergen como movimientos sucesivos —a veces simultáneos— del proceso de integración emocional. El aikido del duelo propone atravesarlas sin resistencia violenta, aprendiendo a caer sin destruirse.

3.3 La fórmula del aikido médico aplicada al duelo

2A: Anticipar y Analizar

Comprender qué emoción aparecerá y por qué.

2B: Bienvenida y Benevolencia

Permitir la experiencia sin juicio ni exigencia.

2C: Controlar y Cambiar

Recuperar el centro, redirigir la energía.

2D: Derribar y Disolver

Permitir la caída y disolver el conflicto interno.

Cada etapa del duelo activa uno o varios de estos principios:

1. Negación

Anticipar la caída, darle la bienvenida

La negación suele malinterpretarse como inmadurez o frialdad. Sin embargo, en realidad es un **mecanismo de protección neuroemocional**. La mente dosifica la realidad cuando el impacto es demasiado grande.

Desde el aikido médico: no se ataca la negación, no se confronta, no se ridiculiza. Se **anticipa** su aparición y se le da la **bienvenida.**

Ejemplo:

Una mujer pierde a su madre tras una larga enfermedad. Durante el funeral organiza todo con precisión quirúrgica; sonríe, consuela a otros. Días después dice: "No he llorado nada, estoy bien".

El error sería empujarla: "todavía no has aceptado". El aikido propone otra cosa: sostener el espacio hasta que el cuerpo esté listo. Semanas después, llorará. Y lo hará sin colapsar. **Clínicamente**, la negación bien acompañada **previene quiebres posteriores.**

2. Ira

Analizar el ataque, usar la energía

La ira es el momento en que el dolor se vuelve direccional. Ya no es *shock*, es fuerza. Muchas personas se asustan cuando atraviesan esta fase porque sienten que "se están volviendo malas". En aikido, la fuerza no es enemiga sino que es materia prima.

Analizar la ira implica preguntar:

- ¿Qué valor fue vulnerado?
- ¿Qué vínculo fue arrancado?
- ¿Qué injusticia se percibe?

Ejemplo:

Un hombre pierde su trabajo tras 20 años. No está triste, está furioso. Se siente traicionado, humillado. Insulta a la empresa, a los jefes, a sí mismo.

El trabajo terapéutico no es apagar la ira, sino **redirigirla.** La rabia se convierte en límite, el límite en claridad, la claridad en decisión. Cuando la ira se usa bien, **restaura el eje**.

3. Negociación

Controlar el centro, cambiar la dirección

Aquí aparece el pensamiento mágico adulto: "si hubiera hecho...", "si hago X, tal vez Y no se pierda del todo". No es estupidez. Es la mente intentando recuperar el control. Desde el aikido médico:

- Se **controla** el centro sin rigidez.
- Se **cambia** la dirección sin humillar la esperanza.

Ejemplo:

Un padre que pierde a su hijo en un accidente. Repite mentalmente cada decisión del pasado. Cree que si hubiera cambiado una sola cosa, todo habría sido distinto. El aikido no le dice "eso es irracional". Le ayuda a **soltar la omnipotencia** sin destruir el amor. Cuando se disuelve la ilusión de control absoluto, queda algo más sano: **responsabilidad sin culpa tóxica**.

4. Depresión

Aprender a caer sin romperse

La depresión del duelo no es un error. Es el peso real de la pérdida cuando ya no hay defensas activas. El problema no es caer; el problema es **caer mal**. En aikido se entrena la caída porque caer es inevitable.

Ejemplo:

Una mujer jubilada, sana, activa, entra en una tristeza profunda tras perder su rol laboral. No perdió a una persona, perdió identidad. Se siente inútil, invisible. No necesita motivación forzada. Necesita permiso para caer **sin vergüenza**.

El aikido del duelo aquí se basa en:

- Benevolencia radical.
- Metas mínimas.
- Presencia constante.

No se empuja hacia arriba. Se evita que se rompa más abajo.

5. Aceptación

Disolver la lucha, integrar la herida

Aceptar no es olvidar. No es estar en paz todo el tiempo. Es **dejar de pelear con la realidad**. En aikido, cuando el conflicto se disuelve, la energía vuelve al centro.

Ejemplo:

Paciente con enfermedad crónica que comprende que su vida no volverá a ser como antes. No está feliz por ello, pero deja de resistirse. Empieza a reorganizar su identidad. La pérdida deja de ser una herida abierta y se convierte en **memoria integrada**.

3.4 ¿Se puede atravesar el duelo más rápido?

El aikido del duelo no promete atajos. Promete **menos daño**. Por ejemplo, cuando no se lucha contra cada emoción:

- Hay menos culpa.
- Menos estancamiento.
- Menos duelos complicados.

El duelo no se acorta artificialmente, pero **fluye sin enquistarse**. El duelo no se vence. No se supera como un enemigo. Se honra. Se atraviesa. Se integra. El aikido del duelo nos recuerda algo esencial: **no todo lo que cae está perdido**. Algunas cosas, al caer bien, se transforman.

El duelo no desaparece: se transforma. Cuando el dolor deja de combatirse y se integra con conciencia, la herida deja de ser ruptura y se convierte en fuente de crecimiento. El aikido del duelo no enseña a evitar la caída, sino a levantarse sin destruirse.

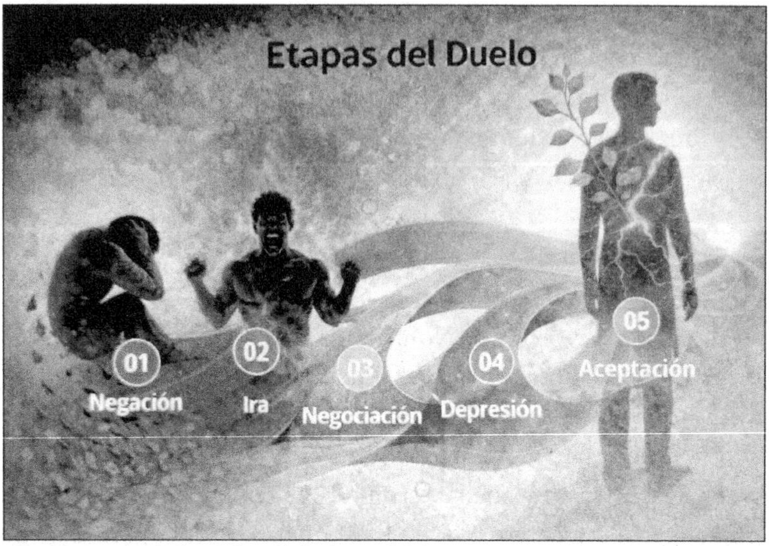

Figura 2. Con aikido médico el duelo no desaparece: se transforma. No todo lo que se quiebra se pierde. Algunas grietas dejan pasar la luz.

SEGUNDA PARTE.
Las ocho disciplinas del aikido emocional (2A + 2B + 2C + 2D)

CAPÍTULO 4.
Anticipar: el radar de la conciencia emocional

4.1 Ver antes de sentir

Anticipar no es adivinar el futuro; es percibir los primeros ecos del presente. La mayoría de los conflictos emocionales no estallan de repente: se gestan en pequeños matices, en gestos, en tensiones sutiles que el cuerpo detecta antes de que la mente los entienda. El cuerpo siempre sabe primero.

Cuando aprendes a anticipar dejas de ser víctima de tus emociones. Ya no te sorprende la ira porque reconoces el calor previo en el pecho. No te domina la ansiedad porque percibes su vibración inicial en el estómago. No te arrastra la tristeza porque identificas su silencio anticipado en la voz.

Anticipar es convertirte en observador de tus propias olas internas. Es despertar la conciencia sensorial antes de que la reacción te invada. El aikidoka emocional no espera el golpe: lo siente venir, se centra y decide cómo moverse.

4.2 La neurociencia de la anticipación

La **corteza insular** es el órgano de la intuición corporal. Es el radar del cerebro. Allí se registran los cambios más sutiles en la respiración, el pulso, la temperatura y la tensión muscular. Cuando esa región está activa, podemos notar las emociones antes de que se expresen.

Estudios de neuroimagen demuestran que las personas con alta **conciencia interoceptiva** (es decir, que sienten mejor su cuerpo) regulan con mayor eficacia la ansiedad, la ira y el miedo.

Su sistema nervioso aprende a reconocer los primeros milisegundos del cambio emocional, y ese intervalo se convierte en espacio para elegir.

En aikido emocional, anticipar es ese microsegundo entre el estímulo y la reacción: el instante en el que la conciencia puede entrar y transformar el curso de la emoción.

4.3 El cuerpo como antena

La anticipación empieza por el cuerpo. No por la mente que analiza, sino por la biología que percibe. El cuerpo capta microseñales constantemente:

- **Pulso:** un ligero aumento puede indicar alerta o impaciencia.
- **Respiración:** si se acorta, el cuerpo se prepara para huir o defenderse.
- **Mandíbula:** si se tensa, algo no ha sido dicho o aceptado.
- **Espalda:** si se encorva, hay cansancio o tristeza contenida.
- **Piel:** si se eriza o enrojece, el sistema nervioso ha detectado amenaza.

Practicar el radar corporal es entrenar el dojo *interior*. Cada músculo, cada respiración, cada gesto, se convierte en un instrumento de diagnóstico emocional.

4.4 El mapa de señales tempranas

El aikidoka emocional aprende a construir su propio **mapa de señales**. Es un registro de los cambios que preceden a sus emociones más frecuentes. Por ejemplo:

Mapa de señales del aikidoka

Emoción	Señal corporal	Pensamiento inicial	Acción de anticipación
Ira	calor en el pecho, mandíbula tensa	"Esto es injusto"	respirar profundo + soltar hombros
Ansiedad	presión abdominal, respiración corta	"No voy a poder"	pausa de 3 respiraciones + postura erguida
Tristeza	opresión en garganta	"No tiene sentido"	mano al pecho + respiración larga
Culpa	mirada baja, tensión en el cuello	"Fui yo"	reconocer sin juicio + frase compasiva

Este mapa se crea observando y registrando. Cada persona tiene su propio lenguaje corporal. Anticipar significa alfabetizarte en ese lenguaje.

4.5 Ejercicio 1: escaneo corporal consciente (3 minutos)

1- Siéntate con la espalda recta, pies firmes en el suelo.

2- Cierra los ojos y lleva tu atención al cuerpo.

3-Recorre mentalmente, desde la cabeza hasta los pies, notando cada sensación: presión, temperatura, tensión, hormigueo.

4- Si algo llama tu atención, no lo cambies; solo **obsérvalo** y **nómbralo** ("tensión en el cuello", "calor en el pecho").

5- Respira suavemente hacia esa zona durante tres ciclos respiratorios.

Este ejercicio desarrolla la conexión entre la ínsula (el radar emocional) y la corteza prefrontal (la conciencia). Es el primer entrenamiento del aikidoka emocional.

4.6 Ejercicio 2: respiración anticipatoria (90 segundos)

1- Antes de responder un mensaje difícil, entrar a una reunión o discutir, **haz una pausa**.

2- Inhala por la nariz contando hasta **cuatro**, retén la respiración **dos** segundos, y exhala por la boca contando hasta **seis**.

3- Durante la exhalación, repite mentalmente: "Siento, pero no reacciono."

4- Observa cómo el cuerpo cambia su tono emocional.

Esta técnica activa el nervio vago y prolonga el intervalo entre estímulo y respuesta. Con la práctica, ese espacio se amplía y permite actuar desde la conciencia, no desde el impulso.

4.7 Ejercicio 3: diario de anticipación emocional (7 días)

Durante una semana registra tres momentos diarios:

- ¿Qué sentiste?
- ¿Qué señales corporales aparecieron antes?
- ¿Qué hiciste para anticipar o regular?
- ¿Qué resultado observaste?

Ejemplo:

"Antes de sentir enojo, noté calor en el cuello y respiración corta. Anticipé la emoción, respiré profundo y pedí un minuto antes de responder. Resultado: logré hablar sin gritar". Con el tiempo, este diario se convierte en un mapa emocional personalizado: la cartografía íntima de tu sistema nervioso.

4.8 El poder de prever sin controlar

Anticipar no significa evitar sentir, sino prepararte para sentir con lucidez. Es aprender a leer el mar antes de entrar al agua. Saber cuándo se avecina una ola no te libra de ella, pero te permite surfearla.

El aikidoka emocional no busca anestesiar su sensibilidad. Al contrario, la refina. Cuanto más sensible es, más rápido percibe los cambios y más libre es su respuesta. Anticipar no es miedo al impacto, sino amor al equilibrio.

4.9 La mente como observatorio

Cuando el cuerpo aprende a anticipar, la mente puede observar sin interferir. La observación pura disuelve la identificación con la emoción. Dejas de decir "estoy enojado" y empiezas a reconocer "hay enojo en mí".

Esa diferencia mínima cambia toda la dinámica cerebral: la amígdala reduce su actividad y la corteza prefrontal retoma el control. Esa es la victoria silenciosa del aikidoka emocional: no vencer a la emoción, sino **vencer el reflejo automático.**

4.10 La lección del capítulo

Anticipar es la primera puerta del aikido emocional porque es la más preventiva. Permite actuar antes de que el dolor se convierta en herida, antes de que la reacción se vuelva hábito, antes de que el impulso borre la conciencia.

La verdadera inteligencia emocional no empieza cuando controlas lo que sientes, sino cuando **detectas** que estás a punto de sentir.

El aikidoka emocional no vive a la defensiva: vive atento, sereno, disponible. Su cuerpo es radar, su mente es observatorio, su emoción es información. Y en esa anticipación consciente el conflicto pierde poder.

CAPÍTULO 5.
Analizar: comprender el mensaje oculto de cada emoción

5.1 El significado detrás del impacto

Cada emoción es un mensaje cifrado. No surge para castigarte, sino para informarte. Las emociones son el lenguaje más antiguo del cerebro: gritos biológicos que comunican necesidades, límites, recuerdos y aprendizajes.

La ira no aparece para hacerte perder el control, sino para protegerte cuando sientes injusticia. El miedo no llega para paralizarte, sino para recordarte que algo requiere atención o precaución. La tristeza no es debilidad, sino un proceso de reparación interior. La culpa no es castigo, sino una brújula moral que pide ajuste. Incluso, la vergüenza —tan temida— intenta mantenerte dentro del vínculo social, aunque muchas veces se distorsione.

Analizar significa **traducir el mensaje** que la emoción intenta enviarte antes de que se convierta en sufrimiento. La emoción solo se vuelve tóxica cuando no es comprendida.

5.2 La neurociencia de la interpretación emocional

Cuando una emoción se activa, el cerebro envía información simultánea a tres niveles:

1- **Fisiológico:** el cuerpo reacciona (latidos, respiración, tensión).

2- **Cognitivo:** la mente crea una historia ("me están atacando", "no soy suficiente").

3- **Conductual:** actuamos (gritar, huir, guardar silencio).

La clave está en intervenir en el segundo nivel: el pensamiento interpretativo. Es allí donde el cerebro **da significado** a lo que siente. El **hipocampo** compara lo nuevo con lo vivido. La **amígdala** evalúa amenaza o seguridad. La **corteza prefrontal** decide qué historia contar.

Si la interpretación es realista, la emoción fluye y enseña. Si es distorsionada, se repite y se intensifica. Por eso, analizar no es racionalizar: es **darle un contexto consciente a la emoción.**

5.3 El observador interior

Analizar implica crear un espacio mental donde puedas mirar lo que sientes sin convertirte en ello. Es decirte: "Estoy sintiendo enojo, pero no soy ese enojo. Estoy experimentando miedo, pero no soy ese miedo".

Esa distancia —llamada **metaconciencia**— es lo que permite pensar con claridad mientras el cuerpo siente. El aikidoka emocional no huye del golpe: lo observa en cámara lenta. Analizar es practicar ese **movimiento interior** donde el observador y la emoción coexisten sin conflict alguno.

5.4 Las preguntas que abren la conciencia

Para analizar una emoción necesitas curiosidad, no juicio. Las siguientes preguntas funcionan como llaves de autoconocimiento:

1- ¿Qué estoy sintiendo realmente? (Usa una palabra precisa).

2- ¿Cuándo comenzó esta emoción?

3- ¿Qué necesidad o valor está siendo amenazado?

4- ¿Qué pensamientos acompañan esta sensación?

5- ¿Qué parte de mi cuerpo la sostiene?

6- ¿Qué quiere enseñarme o proteger en este momento?

Responder cada una de estas interrogantes activa la corteza prefrontal, el área que convierte impulso en comprensión. Cada vez que nombras una emoción, la reduces: "Name it to tame it" (nombrar es el primer acto de dominio), dicen los neurocientíficos.

5.5 El método de las tres causas

El aikidoka emocional usa un modelo simple para analizar la emoción sin perderse en ella:

1. **Causa biológica:** ¿Estoy cansado, hambriento, con dolor físico?
2. **Causa psicológica:** ¿Qué pensamiento, recuerdo o expectativa la activó?
3. **Causa simbólica:** ¿Qué representa esta emoción en mi historia o identidad?

Por ejemplo:

Siento ansiedad antes de hablar en público.

- Biológica: dormí poco.
- Psicológica: temo equivocarme.
- Simbólica: de niño me humillaron por hablar.

El análisis revela que la emoción actual no pertenece solo al presente: es la suma de muchas memorias. Comprender eso reduce su fuerza y permite responder desde la adultez, no desde la herida.

5.6 Ejercicio 1: diario del significado emocional (5 minutos diarios)

Cada noche, elige una emoción que hayas sentido durante el día y escribe:

- ¿Qué sentí?
- ¿Qué la provocó?
- ¿Qué intentaba proteger o enseñar?
- ¿Qué aprendí de ella?

Ejemplo:

"Sentí enojo cuando no respondieron mi mensaje. Al analizarlo, entendí que no era por el mensaje, sino por sentirme ignorado. Mi necesidad real era ser valorado". Con el tiempo, este diario se convierte en un espejo de conciencia: una radiografía del alma en movimiento.

5.7 Ejercicio 2: la conversación con la emoción

Imagina que tu emoción puede hablarte. Cierra los ojos y di mentalmente: "Hola, enojo (miedo, tristeza o culpa). No te voy a rechazar. Quiero entender por qué has venido".

Luego escucha lo que surja: una imagen, una frase, una sensación. Este diálogo activa el hemisferio derecho del cerebro, responsable de la empatía y la imaginación. Transforma la emoción de enemiga en guía.

5.8 El mito del control emocional

Controlar no significa reprimir. El control sin análisis es rigidez; el análisis sin control es caos. Solo al comprender la emoción puedes dirigirla con elegancia. Las culturas que enseñan a reprimir las emociones generan cuerpos tensos y mentes agotadas. Las que las sobrevaloran sin estructura crean impulsividad y dramatismo. El **aikido emocional** enseña el punto medio: **entender para elegir**.

5.9 El orden terapéutico de la comprensión

Cuando analizas una emoción con claridad, ocurre algo neurobiológico: la amígdala (centro del miedo) reduce su actividad, y la corteza prefrontal (razón y control) recupera el mando. El cerebro literalmente **cambia de modo:** del ataque-defensa al aprendizaje.

Por eso, el análisis emocional es medicina. No solo calma, sino que reprograma. Cada vez que reflexionas en lugar de reaccionar, estás creando una nueva sinapsis: una conexión entre emoción y sabiduría.

5.10 La lección del capítulo

Analizar es la segunda puerta del aikido emocional. Si anticipar es percibir el movimiento, analizar es **entender su dirección**. Sin análisis, la emoción es ruido. Con análisis, se convierte en música. Comprender tus emociones no es debilidad intelectual, sino madurez espiritual.

El aikidoka emocional sabe que la lucidez es su mejor defensa: no reacciona por impulso, actúa con propósito. Y al hacerlo, convierte el caos en claridad, y la emoción en conocimiento.

CAPÍTULO 6. Bienvenida: transformar la emoción en aliada

6.1 El arte de dar la bienvenida emocional

Cada emoción llega como un huésped inesperado: a veces amable, otras veces ruidoso o temible. La mayoría de las personas reacciona cerrando la puerta. Rechazan la ira, evitan el miedo, reprimen la tristeza, creyendo que controlar significa eliminar. Pero lo que resistimos, persiste. En cambio, a lo que damos la bienvenida, se transforma.

Dar la bienvenida es abrir la puerta conscientemente y decir: "Te veo. Puedes entrar, pero no dominarás mi casa interior". Esa frase resume la esencia del **aikido emocional:** no se trata de dominar, sino de integrar.

Porque toda emoción —agradable o dolorosa— contiene energía, memoria y una inteligencia secreta que puede convertirse en aliada. Cuando acoges la emoción disuelves la guerra interior entre la parte de ti que siente y la que teme sentir. Y en esa reconciliación, recuperas tu unidad.

6.2 De la resistencia a la recepción

El cerebro humano está diseñado para evitar el malestar. La amígdala interpreta la intensidad emocional como una amenaza, y el cuerpo responde con tensión, huida o desconexión. Sin embargo, la neurociencia demuestra que cuando nos acercamos a la emoción con curiosidad en lugar de miedo, la corteza prefrontal se activa y el sistema nervioso se calma. Aceptar no es rendirse, es **regularse**. Es apagar la alarma del peligro y permitir que el cuerpo procese con seguridad.

En el instante en que dices internamente: "Está bien sentir esto", la química cambia: el cortisol disminuye, la oxitocina aumenta y el cuerpo pasa del modo defensa al modo coherencia. Esa sencilla frase interna es biología y compasión al mismo tiempo.

6.3 El punto de encuentro entre emoción y conciencia

Cuando aparece una emoción —ira, vergüenza, miedo, tristeza— solemos apresurarnos a analizarla o a reprimirla. Dar la bienvenida es el camino del medio: la pausa que permite que la emoción se exprese sin juicio.

Imagina sentarte frente a tu emoción como si fuera un visitante que necesita ser escuchado. No la interrogas ni la callas; simplemente la escuchas. Y en esa escucha, la emoción se suaviza.

En el aikido físico existe un movimiento llamado *Irimi*: entrar en el ataque, no para enfrentarlo, sino para unirse a su energía hasta disolver el conflicto. Dar la bienvenida es el *Irimi emocional*: entrar en la emoción para integrarla, no para negarla.

6.4 La fisiología de la aceptación

Cuando damos la bienvenida a una emoción, el cuerpo cambia de estado:

- La **corteza prefrontal ventromedial** reduce la alarma de la amígdala.
- El **nervio vago** se activa, desacelera el corazón y profundiza la respiración.
- El **sistema de oxitocina** libera sensaciones de seguridad y conexión.

• La **ínsula** aumenta la conciencia de las sensaciones internas.

Esta es la fisiología de la serenidad: la aceptación emocional como acto biológico de sanación. La antigua sabiduría que decía "lo que abrazas, se cura" hoy tiene respaldo científico.

6.5 Ejercicio 1: la bienvenida interior (2 minutos)

1- Cierra los ojos. Inhala profundamente por la nariz y exhala lentamente por la boca.

2- Observa qué emoción está presente en este momento, sin etiquetarla como "buena" o "mala".

3- Coloca una mano sobre el pecho y di internamente: "Eres bienvenida. Te escucharé".

4- Respira tres veces, como si cada respiración creara más espacio dentro de ti.

5- Quédate ahí, sin intentar cambiar nada. Solo presencia y cálmate.

Este ejercicio entrena al sistema nervioso para tolerar la intensidad sin pánico. Es una exposición emocional guiada por la compasión.

6.6 Ejercicio 2: diálogo de integración

Después de un conflicto o un día cargado, toma una libreta y escribe un diálogo entre tú y la emoción que dominó la jornada.

Ejemplo:

Tú: "Ira, viniste muy rápido hoy. ¿Qué estabas intentando proteger?"

Ira: "Tu límite. Te sentiste ignorado".

Tú: "Gracias. La próxima vez avísame antes; te escucharé con calma".

Este diálogo reprograma la memoria emocional. Transforma la emoción de enemiga en mensajera y covierte la reacción en relación.

6.7 La psicología de la inclusión emocional

En psicoterapia se entiende que toda emoción señala una **necesidad no satisfecha**. Rechazar la emoción equivale a rechazar la necesidad. Dar la bienvenida restaura el puente entre el cuerpo que siente y la mente que interpreta.

Muchos temen que si aceptan su tristeza se ahogarán en ella o que si aceptan su enojo se volverán violentos. Pero no es la emoción la que daña, sino la resistencia. La emoción negada se convierte en fantasma: sigue actuando, pero sin rostro ni dirección.

Aceptar y dar la bienvenida completan el ciclo biológico del sentir. Cuando la emoción es reconocida, el cerebro deja de emitir señales de peligro.

6.8 El reflejo de la compasión

En el **aikido emocional**, la bienvenida no es solo aceptación: es **benevolencia en movimiento**. Cada vez que das la bienvenida a una emoción, practicas la compasión hacia ti mismo. Dejas de tratar tus emociones como intrusas y comienzas a verlas como mensajeras de cuidado.

Este acto activa el **sistema de compromiso social**, una red que conecta el nervio vago con los músculos del rostro, la voz y el corazón. Por eso una actitud compasiva cambia literalmente tu tono, tu mirada y tu energía. Los demás lo perciben. La coherencia emocional se contagia.

6.9 La reverencia interior

En el aikido tradicional, los practicantes se inclinan antes de entrenar como símbolo de respeto y humildad. En el aikido emocional esa reverencia ocurre dentro de ti. Te inclinas ante la ira que te enseñó límites. Te inclinas ante el miedo que te mantuvo alerta. Te inclinas ante la tristeza que te abrió la empatía.

La reverencia significa: "Honro tu mensaje. Ya puedes descansar". Es el ritual de cierre que convierte la emoción cruda en sabiduría.

6.10 La lección del capítulo

Dar la bienvenida es transformar la emoción de invasora en aliada. Es la tercera puerta del aikido emocional, el puente entre la conciencia y la compasión. Toda emoción, una vez bienvenida, cambia de forma:

La ira se convierte en coraje. El miedo en atención. La tristeza en profundidad. La culpa en integridad. El aikidoka emocional sabe que ninguna emoción está en su contra. Cada una es una maestra disfrazada de tensión, una visitante que llega para restaurar la totalidad.

Cuando dejas de huir de lo que sientes, dejas de huir de ti mismo. Y solo entonces, la paz puede comenzar.

CAPÍTULO 7. Benevolencia: responder con empatía y fuerza interior

7.1 El poder silencioso de la bondad consciente

Ser benevolente no es ser débil. Es tener la fortaleza suficiente para mantener la calma en medio del caos, y la claridad para no responder con la misma energía que nos hiere. La **benevolencia** es el arte de mantener el corazón abierto cuando todo invita a cerrarlo.

La sociedad moderna confunde la empatía con vulnerabilidad, y la amabilidad con sumisión. Sin embargo, la neurociencia demuestra que la compasión activa las áreas más evolucionadas del cerebro: las que nos conectan con el propósito, la moral y la creatividad.

La benevolencia no es una emoción blanda: es una **fuerza reguladora**. Es el punto donde el aikido emocional se vuelve visible en la acción. Practicarla no significa permitir el abuso, sino responder sin perder dignidad. El aikidoka emocional no reacciona para ganar una discusión; actúa para restaurar el equilibrio. Su objetivo no es vencer, sino elevar el nivel de conciencia en el intercambio.

7.2 La neurobiología de la compasión activa

El cerebro benevolente trabaja de forma diferente. Cuando sentimos empatía y compasión genuina, se activan circuitos muy específicos:

• La **corteza prefrontal ventromedial**, que integra emoción y moral.

• La **ínsula anterior**, que nos permite sentir lo que el otro siente sin perder el centro.

• El **sistema de oxitocina**, que promueve confianza y cooperación.

• El **nervio vago**, que regula la calma, el tono de voz y la conexión social.

La benevolencia, desde el punto de vista neurofisiológico, es un estado de coherencia entre cuerpo, emoción y pensamiento. No es simple simpatía: es una sincronía entre el sistema nervioso propio y el ajeno.

Por eso, una persona calmada puede pacificar a un grupo alterado; su sistema nervioso emite señales de seguridad que los demás imitan de forma inconsciente. La benevolencia, literalmente, **modifica el campo emocional de quienes nos rodean**.

7.3 De la empatía al equilibrio

La empatía emocional es sentir lo que el otro siente; la benevolencia es **sentir sin perderte en el otro**. El equilibrio está en acompañar sin cargar, ayudar sin absorber, comprender sin desintegrarte.

Muchos terapeutas, cuidadores o líderes sufren agotamiento emocional por empatía sin límites. La benevolencia ofrece una solución: cultivar una presencia compasiva, pero centrada. Una frase guía resume este principio: "Puedo estar contigo en tu dolor, sin perder mi paz." Eso es benevolencia: un amor que comprende, pero que también se protege.

7.4 Ejercicio 1: respiración benevolente (3 minutos)

1- Cierra los ojos. Inhala lentamente por la nariz mientras piensas: "Recibo calma".

2- Exhala por la boca suavemente mientras piensas: "Envío calma".

3- Repite durante tres minutos el ejercicio e imagina que cada respiración te conecta con el bienestar de los demás.

4- Si alguien viene a tu mente, imagina que tu exhalación lo envuelve en serenidad, sin intentar cambiarlo.

Este ejercicio entrena al cerebro para modular empatía con estabilidad. Activa el nervio vago y fortalece el tono parasimpático, asociado con seguridad y compasión.

7.5 Ejercicio 2: la respuesta del aikidoka emocional

Cuando alguien te ataca verbalmente o te provoca, recuerda los tres pasos del aikidoka:

1- **Respira antes de responder.** No te defiendas, regula.

2- **Reconoce el estado emocional del otro:** "Veo que estás molesto".

3- **Responde desde el centro:** voz baja, mirada estable, cuerpo alineado.

Este tipo de respuesta desactiva la amígdala del interlocutor y cambia la dinámica del conflicto. No es sumisión; es estrategia consciente. En lugar de reflejar violencia, la neutralizas con presencia.

7.6 La benevolencia como inteligencia estratégica

El aikido físico enseña que la rigidez te rompe y la fluidez te salva. En lo emocional ocurre lo mismo: si respondes con dureza, amplificas el daño; si respondes con calma, reconfiguras la energía.

La benevolencia no niega el conflicto, lo **redirige**. En términos neuronales, cambia la vía de respuesta del sistema simpático (defensa) al parasimpático (regulación). En términos espirituales, convierte la reacción en sabiduría.

7.7 La paradoja del poder suave

Ser benevolente es ejercer el tipo más alto de poder: aquel que transforma sin imponer. Las culturas que entienden este principio —del Gandhi que vence sin violencia al terapeuta que calma con su sola presencia— muestran que el liderazgo compasivo tiene una eficacia duradera.

El poder agresivo conquista territorios; el poder benevolente conquista corazones. Y, a largo plazo, los corazones gobiernan el destino.

7.8 Ejercicio 3: el círculo de gratitud

Cada noche, antes de dormir, escribe tres gestos de benevolencia que realizaste o presenciaste:

- Una palabra amable que cambió el ambiente.
- Una paciencia que evitó una discusión.
- Una sonrisa que alivió a alguien.

Luego escribe una frase: "Hoy elegí responder, no reaccionar". Este hábito fortalece los circuitos cerebrales de la gratitud y la calma moral.

7.9 Benevolencia y límites sanos

Ser benevolente no significa decir sí a todo. Decir **no** con serenidad también es un acto de compasión. El aikidoka emocional establece límites sin violencia, protegiendo su energía sin cerrar el corazón.

El límite benevolente dice: "No te permito lastimarme, pero tampoco te deseo daño." Esa es la frontera sagrada entre la empatía y la autoafirmación.

7.10 La lección del capítulo

Benevolencia es la cuarta puerta del aikido emocional. Si anticipar es percibir, analizar es comprender y dar la bienvenida es aceptar, benevolencia es **responder desde la sabiduría**. Es la unión del amor y la firmeza, de la empatía y la claridad. Transforma el impulso en intención, la emoción en acción consciente.

El aikidoka emocional no busca tener razón: busca tener paz. Porque comprende que toda verdadera victoria nace del equilibrio interior. Y que la benevolencia, lejos de ser debilidad, es el reflejo más alto de la fuerza humana.

CAPÍTULO 8. Controlar: dominar el cuerpo, la respiración y el foco mental

8.1 La disciplina de la estabilidad interior

Controlar no es reprimir, es **dirigir**. Es el arte de guiar la tormenta sin negar que el viento existe.

El verdadero control en el **aikido emocional** no consiste en silenciar las emociones, sino en canalizarlas a través de la conciencia, la postura y la respiración hasta transformar el caos en claridad.

Muchos confunden el control con tensión: puños cerrados, respiración contenida, calma forzada. Pero el control auténtico se siente al revés: es **fluido, alerta y centrado**.

El aikidoka sabe que la maestría no surge de la rigidez, sino de la presencia. Se convierte en el ojo del huracán: inmóvil por dentro, sereno en medio del movimiento. El control, en su forma más elevada es **libertad ante la reacción automática**.

8.2 La neurofisiología de la autorregulación

Controlar las emociones es regular el sistema nervioso. Cada reacción emocional comienza como una ola fisiológica: aumenta el ritmo cardíaco, cambia la respiración, sube la adrenalina.

El **nervio vago**, que conecta el cerebro con el corazón, los pulmones y el intestino, es el gran director de la calma. Cuando se activa, desacelera los latidos, reduce la presión arterial y reequilibra la química del cuerpo.

Este proceso, conocido como **tono vagal**, determina cuán rápido puedes regresar a la serenidad después del estrés. Un tono vagal alto equivale a resiliencia. Un tono vagal bajo se asocia con ansiedad, irritabilidad y agotamiento.

Entrenar el control, por tanto, es **entrenar el nervio vago** a través de la respiración, la postura y la atención consciente.

8.3 La respiración: puente entre mente y cuerpo

La respiración es la única función fisiológica que podemos regular voluntariamente y que, al hacerlo, transforma de inmediato el estado emocional. Respirar rápido y superficial activa el sistema simpático (lucha o huida). Respirar lento y profundo activa el sistema parasimpático (descanso y restauración).

En aikido, el concepto de **Kokyu** significa "la respiración de la armonía". En el aikido emocional, es lo mismo: respirar en sincronía con lo que ocurre, en lugar de luchar contra ello. **Respirar con control es transformar la energía**. No es escapar de la emoción, sino darle espacio para reorganizarse.

8.4 Ejercicio 1: respiración centrada (Los tres círculos)

1- Siéntate o permanece de pie, con los pies firmes en el suelo.

2- Inhala por la nariz durante **4 segundos**, expandiendo el abdomen.

3- Retén el aire **2 segundos**, sintiendo estabilidad.

4- Exhala lentamente por la boca durante **6 segundos**, relajando los hombros.

5- Visualiza tres círculos alineándose: **mente (cabeza)**, **corazón (pecho)** e **instinto (abdomen)**.

Repite tres veces y observa cómo el pulso se desacelera y la mente se aclara. Este ejercicio crea un hábito neurofisiológico de calma enfocada, la base de toda maestría emocional.

8.5 La postura del centro (Hara)

En la filosofía japonesa, el **Hara** —ubicado dos dedos debajo del ombligo— es el centro de gravedad y energía vital. Cuando pierdes el control emocional, la energía sube a la cabeza: los pensamientos giran, la voz se tensa, el corazón se acelera.
Para recuperar el control, lleva la atención de nuevo al **Hara**.

Hazlo así:

- Ponte de pie con firmeza.
- Coloca una mano sobre tu abdomen inferior.
- Inhala hacia esa zona, sintiendo peso y estabilidad.
- Imagina raíces que descienden desde tus pies hacia la tierra.

Cuanto más estable está el cuerpo, más tranquila está la mente. El cerebro recibe retroalimentación de la postura: al estabilizar el cuerpo, estabilizas la conciencia.

8.6 La ciencia del enfoque mental

Regular la emoción depende de regular la atención. Cuando tu atención está dispersa, las emociones dominan; cuando está enfocada, tú decides. La **corteza prefrontal dorsolateral** es la región encargada de mantener la concentración en lo esencial.

Prácticas como la meditación, la respiración consciente o la atención plena fortalecen esta área como si fuera un músculo. Cada repetición reconfigura el cerebro para regresar más rápido al centro después de la turbulencia emocional. Cada respiración enfocada es un microentrenamiento de autocontrol.

8.7 Ejercicio 2: el reinicio de cinco segundos

Cuando sientas que una emoción te desborda:

1- Detente.

2- Inhala durante **cinco segundos**.

3- Exhala durante **cinco segundos**.

4- Mientras exhalas, repite mentalmente: "Regreso al centro".

Este pequeño ritual envía una señal directa al nervio vago, ralentizando la respuesta del estrés. Es la técnica invisible del aikidoka: silenciosa, pero poderosa.

8.8 Control emocional versus supresión

Reprimir es contener la respiración bajo el agua; controlar es aprender a nadar. La represión acumula tensión en el cuerpo, que luego se manifiesta como fatiga, insomnio o dolor. El control, en cambio, permite que la emoción fluya sin arrastrarte. Controlar no es callar, es **ritmar**. Saber cuándo hablar, cuándo respirar y cuándo dejar ir.

8.9 La tríada de la maestría: cuerpo, respiración y mente

El control emocional surge cuando estos tres sistemas se sincronizan:

Elemento	Función	Práctica
Respiración	Regula el sistema nervioso	Respiración rítmica 4-2-6
Cuerpo	Ancla la atención y la presencia	Postura centrada, conexión a tierra
Mente	Dirige y da significado	Observación consciente, foco en el Hara

Cuando estos tres se alinean, la emoción deja de dominarte y se convierte en energía dirigida. Es el estado que los maestros de aikido llaman Shin-Tai-Ichi: la unidad entre mente, cuerpo y espíritu.

8.10 La lección del capítulo

Controlar es la quinta puerta del aikido emocional. Es el arte de sostenerte entero cuando todo alrededor comienza a fragmentarse. Controlar no es evitar la intensidad, sino **habitarla conscientemente**. Es respirar mientras otros se ahogan, mantenerte firme cuando otros reaccionan.

El aikidoka emocional no necesita gritar, discutir ni huir. Su control es silencioso, pero magnético. Irradia estabilidad: la que nace de la respiración profunda, la presencia anclada y el foco claro. Esa calma se convierte en su mayor poder. Porque quien se domina a sí mismo, domina el momento.

CAPÍTULO 9.
Cambiar: reprogramar el pensamiento y el comportamiento a través de la conciencia

9.1 El movimiento invisible del cambio interior

Cambiar no es convertirse en alguien diferente, sino **volver a ser quien eres sin el peso del miedo**.

El verdadero cambio no se impone desde fuera; emerge desde dentro, cuando la conciencia ilumina lo que antes era automático. La mayoría de las personas quiere cambiar sus emociones sin cambiar sus hábitos de pensamiento. Pero el cerebro no transforma lo que solo entiende: **transforma lo que practica**.

Por eso, en el aikido emocional cambiar es un proceso activo, corporal y repetitivo: una danza entre la mente que observa, el cuerpo que aprende y el alma que se libera. Cada emoción repetida crea una huella neuronal; cada pensamiento recurrente refuerza un circuito. Cambiar significa **reeducar esas rutas**. Y eso no se logra por fuerza de voluntad, sino por constancia, conciencia y compasión.

9.2 La neuroplasticidad: el arte biológico de reinventarse

El cerebro es maleable, incluso en la adultez. Cada vez que eliges una nueva respuesta emocional, estás literalmente **redibujando tu mapa neuronal**. La ciencia llama a esto **neuroplasticidad:** la capacidad del cerebro para crear, fortalecer o debilitar conexiones según la experiencia.

Cuando repites un hábito emocional —por ejemplo, preocuparte, culparte o temer—, las sinapsis asociadas se refuerzan. Pero si introduces una nueva respuesta consciente —como respirar, observar o reinterpretar—, el cerebro crea un circuito alternativo.

A través de la práctica, ese nuevo camino se vuelve más rápido, más fuerte, más natural. Así, el cambio no ocurre por iluminación, sino por **repetición lúcida**. Cada acto de conciencia es un golpe de cincel en la estructura de tu cerebro.

9.3 Del pensamiento automático al pensamiento consciente

El 90 % de los pensamientos que tenemos hoy son los mismos que tuvimos ayer. El cambio comienza cuando ese automatismo se detiene, aunque sea por un segundo. El aikidoka emocional interrumpe el patrón con una pregunta: "¿Esto que pienso me sirve o me encadena?"

Esa pausa mínima reorienta todo el sistema nervioso. La amígdala deja de dominar, y la corteza prefrontal recupera el timón. Dejas de ser una reacción para convertirte en una elección.

El cambio no es suprimir lo que sientes, sino **reinterpretar** lo que significa sentir. No es eliminar el dolor, sino descubrir su propósito. No es negar el miedo, sino convertirlo en prudencia.

9.4 La fórmula de los microcambios (2 minutos al día)

El cerebro ama la repetición, no los saltos bruscos. Por eso, el método del aikido emocional propone **microcambios**, pequeñas acciones sostenidas que reprograman sin generar resistencia.

Ejemplo:

- En lugar de prometerte "no volveré a enojarme", decide **observar tu enojo 2 minutos antes de actuar.**
- En lugar de decir "voy a ser positivo", decide **encontrar un pensamiento neutral** cada vez que surja uno negativo.
- En lugar de "cambiar mi vida", empieza con **una respiración consciente cada mañana.**

Los grandes giros nacen de microdesplazamientos. El cambio duradero no llega con esfuerzo extremo, sino con **constancia amable.**

9.5 Ejercicio 1: reencuadre cognitivo (El arte de reinterpretar)

Identifica una emoción o pensamiento repetitivo.

Escríbelo en una frase breve: "Siento ____________ porque ____".

Añade una segunda frase que abra una nueva perspectiva: "También podría significar que ______________________ ____".

Ejemplo:

"Siento miedo porque las cosas están cambiando". "También podría significar que estoy creciendo y mi mente aún no se acostumbró".

Este reencuadre activa la **corteza dorsolateral prefrontal**, la zona del cerebro que genera nuevas interpretaciones y rompe patrones de pensamiento.

9.6 Ejercicio 2: visualización inversa (El aikido mental)

El aikido físico enseña a redirigir la fuerza del oponente. En lo emocional, podemos hacer lo mismo con los pensamientos negativos.

1- Cierra los ojos y visualiza la emoción como una corriente de energía que viene hacia ti.

2- En lugar de bloquearla, imagina que giras con ella, como en un movimiento circular de aikido.

3- Observa cómo la energía pierde fuerza al fluir.

4- Termina imaginando esa energía transformándose en luz o claridad.

Este ejercicio no es fantasía: entrena el cerebro para **reinterpretar el estímulo como información, no como amenaza.**

9.7 Romper el ciclo de la autocrítica

Nada impide más el cambio que el juicio. Cada vez que te dices "nunca cambiaré", estás reforzando el circuito del estancamiento. El cambio requiere autoobservación, no autocondena.

Repite como un mantra: "Estoy aprendiendo. No fallé; estoy practicando". El cerebro aprende con compasión, no con castigo. Cada error es un dato, no una derrota.

9.8 El poder del hábito emocional consciente

El hábito emocional es el eslabón que une la mente y el cuerpo. Cuando una emoción se repite, el cuerpo la recuerda antes que el pensamiento. Por eso, cambiar implica **reeducar las sensaciones**, no solo las ideas.

Cada vez que practicas la calma, aunque no la sientas plenamente, tu cuerpo la memoriza. Cada vez que eliges respirar en lugar de gritar, tu sistema nervioso aprende una nueva ruta de supervivencia. Así, el control emocional deja de ser esfuerzo y se convierte en **memoria corporal de serenidad**.

9.9 El círculo del cambio consciente

El proceso del cambio en el aikido emocional puede resumirse así:

1- **Percibir (anticipar):** notar la emoción antes del impulso.

2- **Comprender (analizar):** darle significado.

3- **Aceptar (Bienvenida):** abrirle espacio.

4- **Responder (benevolencia):** actuar desde la calma.

5- **Dirigir (controlar):** regular cuerpo y mente.

Reprogramar (cambiar): crear un nuevo camino neuronal.

Este ciclo no se cierra con fuerza, sino con conciencia. Cada vuelta lo fortalece más, como una espiral ascendente de evolución interior.

9.10 La lección del capítulo

Cambiar es la sexta puerta del aikido emocional. No es un evento, es un entrenamiento. El cambio no ocurre cuando dices "quiero cambiar", sino cuando tu respiración, tu cuerpo y tu pensamiento aprenden a moverse juntos.

Cambiar es bailar con la vida sin aferrarse al pasado. Es confiar en que cada emoción tiene un sentido y que, al integrarla, te vuelves más libre. Es comprender que cada pensamiento nuevo es una oportunidad para nacer de nuevo.

El aikidoka emocional no busca ser perfecto: busca estar despierto. Y en esa conciencia, descubre que el verdadero cambio no es hacia adelante ni hacia atrás, sino **hacia adentro**.

CAPÍTULO 10. Derrotar: desactivar los ciclos tóxicos sin destruir al otro

10.1 El verdadero arte de la victoria

En el aikido tradicional, la victoria no consiste en dominar al oponente, sino en **disolver el conflicto antes de que cause daño**. El mismo principio guía al **aikido emocional:** vencer sin herir, neutralizar el ciclo de la negatividad sin perder la dignidad, ni la propia ni la del otro.

El aikidoka emocional comprende que **todo conflicto es un circuito energético:** alguien ataca, otro reacciona, el primero se defiende, y el ciclo se repite. Romper el ciclo no depende de la fuerza, sino de la conciencia. Derrotar, en este contexto, significa **desarmar la violencia sin destruir al otro**. La verdadera victoria no es la que satisface el ego, sino la que **restaura la paz**.

10.2 La anatomía de un ciclo tóxico

Todo conflicto repetitivo sigue un patrón predecible:

1- **Desencadenante:** algo activa la tensión emocional.

2- **Reacción:** te sientes atacado, criticado o invalidado.

3-**Escalada:** el sistema nervioso entra en modo combate.

4- **Repetición:** viejas heridas y patrones se reactivan.

5- **Agotamiento:** ambos lados terminan drenados, heridos, sin resolución.

Esto no es solo psicología; es **neurobiología**. La **amígdala cerebral** interpreta la amenaza, inunda el cuerpo de adrenalina y apaga la corteza racional. Si ninguno regula la emoción, ambos se convierten en espejos reactivos: amplificando el dolor mutuo. Para derrotar el ciclo, debes **salir del espejo**. No peleas con el reflejo: calmas a quien se refleja.

10.3 El guerrero de la conciencia

En el aikido emocional, el verdadero guerrero no conquista a otros: conquista sus **reacciones**. Transforma la energía del enojo en claridad, el impulso de atacar en el poder de pausar.

Comprende que el campo de batalla más peligroso es la mente que no quiere entender.

Derrotar sin destruir significa **convertir la emoción en inteligencia**. Ver el conflicto no como una guerra, sino como una oportunidad de evolución. Aprender la paradoja sagrada: puedes detener una pelea simplemente negándote a participar en ella de manera inconsciente.

10.4 Ejercicio 1: la pausa que desarma

Cuando sientas que un conflicto empieza a escalar, practica la **regla de las tres respiraciones:**

1- **Primera respiración:** siente tu cuerpo —tu corazón, tus músculos, tu mandíbula—. No hables.

2- **Segunda respiración:** identifica tu emoción —ira, miedo, tristeza—. No la analices.

3- **Tercera respiración:** pregúntate: "¿Qué se necesita aquí: reacción o resolución?"

Solo después responde, no desde la herida, sino desde el centro. Esta pausa de tres respiraciones le da tiempo a la **corteza prefrontal** para retomar el control, reduciendo el cortisol y activando el nervio vago. Dejas de ser el eco y te conviertes en el ancla.

10.5 El triángulo del drama y cómo disolverlo

El psicólogo **Stephen Karpman** describió tres roles inconscientes que mantienen vivo el sufrimiento emocional:

- **Víctima:** "Pobre de mí".
- **Perseguidor:** "Todo es tu culpa".
- **Salvador:** "Yo te voy a arreglar".

Estas máscaras cambian de lugar constantemente en las relaciones, las familias y los equipos de trabajo. El antídoto es la **neutralidad consciente**: salir del triángulo y elegir la presencia. El mantra del aikidoka emocional es: "Elijo no jugar este rol. Elijo estar consciente".

Al hacerlo, rompes el circuito del drama y abres espacio para la conexión auténtica

10.6 El poder de la desescalada

El conflicto es fuego. Cada palabra, cada tono, puede avivarlo o apagarlo. **Desescalar** no es debilidad: es maestría en química emocional.

Cuatro movimientos sencillos pueden transformar una discusión:

1- **Baja la voz:** activa la calma en el sistema nervioso del otro.

2- **Respira despacio:** envía señales de seguridad a ambos cuerpos.

3- **Suaviza la postura:** muestra apertura sin sumisión.

4- **Habla desde el "yo":** convierte la acusación en autenticidad.

Por ejemplo, en lugar de decir "Tú nunca me escuchas", di "Me siento no escuchado cuando esto pasa." El lenguaje es energía: cambia la forma de hablar, y cambiará la química del encuentro.

10.7 Ejercicio 2: límites compasivos

Haz una lista de situaciones o personas con las que los conflictos te drenan. Para cada una, escribe una **respuesta consciente** que combine firmeza y compasión:

Situación	Reacción antigua	Nueva respuesta consciente
Crítica	Defenderme o atacar	"Escucho tu punto. Déjame reflexionar".
Manipulación	Ceder o alejarme	"Valoro la honestidad, hablemos con claridad".
Gritos	Subir el tono	"Podemos hablar cuando estemos calmados".

Los límites no son muros; son **marcos de respeto**. Le enseñan al otro cómo acercarse sin invadirte.

10.8 Disolver al enemigo interior

Todo conflicto externo refleja un conflicto interno. No podemos desarmar la hostilidad afuera mientras la sostenemos adentro. Muchas veces, la persona que intentamos derrotar representa una parte de nosotros que hemos rechazado.

Pregúntate: "¿Qué parte de mí reacciona así? ¿Qué estoy defendiendo tan intensamente?"

La respuesta revela el verdadero campo de batalla: el que existe entre quien eres y quien aún teme sanar. Cuando comprendes eso, el oponente pierde poder porque tú has encontrado el aprendizaje.

10.9 La evolución del conflicto hacia la sabiduría

Cada choque es una invitación a madurar. El yo superior usa la fricción como el escultor usa la piedra: para pulir la forma. Cuando respondes a la agresión con claridad y compasión, ya no participas en el mismo nivel de conciencia. Dejas de repetir el karma y comienzas a practicar el **dharma**: la acción consciente guiada por propósito. Dejas de transmitir la energía, y empiezas a transformarla.

10.10 La lección del capítulo

Derrotar es la séptima puerta del aikido emocional. No se trata de vencer al otro, sino de **romper el ciclo de la reacción inconsciente**. El aikidoka emocional no lucha contra la vida: **baila con ella**.

Comprende que la paz no es ausencia de conflicto, sino la capacidad de mantenerse centrado dentro de él. Desarma con presencia, no con poder. Derrota con entendimiento, no con violencia. Porque el oponente más difícil no está afuera, sino dentro: es la parte de nosotros que aún cree que necesitamos luchar para sentirnos valiosos.

CAPÍTULO 11. Disolver: cerrar, limpiar y liberar la carga emocional

11.1 El arte de soltar sin perder lo aprendido

Disolver no es olvidar. Es **liberar sin borrar**. Es permitir que la emoción complete su ciclo natural para que la mente y el cuerpo vuelvan al equilibrio. En el aikido emocional, disolver representa el cierre del movimiento: el momento en que la energía deja de ser conflicto y se transforma en comprensión. Todo lo que no se disuelve, se acumula.

Las emociones no expresadas no desaparecen: se alojan en el cuerpo, se esconden en los músculos, el estómago o el pecho. La tensión es memoria no digerida. Disolver es permitir que esa energía atrapada se exhale, se derrita, se libere.

El aikidoka emocional sabe que el combate termina cuando la respiración vuelve a su ritmo natural. Ese instante —la exhalación profunda después del conflicto— es la verdadera victoria.

11.2 La neuroquímica del cierre emocional

Cada emoción tiene un ciclo biológico. Comienza con una **activación** (adrenalina, cortisol, aumento de frecuencia cardíaca), sigue con una **descarga conductual o cognitiva** (acción o pensamiento), y termina con una **resolución fisiológica** (oxitocina, serotonina, calma).

Cuando no llegamos al cierre, el sistema nervioso queda en modo alerta. Por eso muchos duermen pero no descansan, perdonan pero no se liberan. El cuerpo sigue "sosteniendo la espada". Disolver es activar el sistema de recuperación:

- La **oxitocina** restablece la conexión y la ternura.
- La **serotonina** estabiliza el ánimo.
- La **acetilcolina** desacelera la respuesta del estrés.
- El **nervio vago** devuelve la armonía entre corazón y respiración.

La biología del perdón existe, y se llama **restauración homeostática.**

11.3 El ciclo de la emoción completa

1- **Percibo** la emoción.

2- **La nombro** sin juicio.

3- **La respiro** para que se exprese.

4- **La escucho** para comprender su mensaje.

5- **La suelto** con gratitud.

Sin el paso final —soltar—, todo el proceso se queda inconcluso. La emoción necesita reconocimiento, no prisión.

11.4 Ejercicio 1: Respiración de disolución (5 minutos)

1- Siéntate en silencio.

2- Cierra los ojos y visualiza la emoción que aún te acompaña.

3- Inhala profundamente por la nariz, imaginando que tomas claridad.

4- Exhala por la boca lentamente, imaginando que sueltas una nube gris.

5- Con cada exhalación, repite mentalmente: "Te libero, gracias por enseñarme".

Este ejercicio entrena al sistema nervioso para cerrar ciclos emocionales sin represión. Es una forma consciente de **perdonar desde el cuerpo**, no solo desde la mente.

11.5 Ejercicio 2: ritual del cierre (Escritura terapéutica)

Toma una hoja y escribe una carta dirigida a la emoción, la persona o la situación que aún pesa. No para enviarla, sino para liberarla.

Incluye tres partes:

1- **Reconocimiento:** "Esto fue lo que viví y lo que sentí".

2- **Agradecimiento:** "Gracias por lo que me mostró, aunque doliera".

3- **Liberación:** "Ya no necesito seguir cargándolo. Te dejo ir".

Después de escribir puedes romper, quemar o guardar la hoja, según lo que tu intuición te indique. El acto simbólico completa el circuito neurológico del cierre.

11.6 El silencio como medicina emocional

El ruido perpetúa el pensamiento; el silencio lo transforma. Cuando callas por dentro, el cerebro entra en un estado de coherencia donde las ondas cerebrales (alfa y theta) facilitan la integración emocional.

El aikidoka emocional aprende que el silencio no es vacío, sino **espacio de digestión psíquica**. Es en el silencio donde el alma acomoda lo aprendido. Por eso, después de un conflicto, el mayor gesto de sabiduría no siempre es hablar, sino **respirar y dejar que el cuerpo cierre el diálogo**.

11.7 La compasión como disolvente universal

Nada disuelve más rápido el resentimiento que la compasión, no solo hacia los demás, sino hacia uno mismo. La compasión no justifica lo ocurrido, pero **rompe la identificación con el daño**.

Te recuerda que puedes haber sufrido sin convertirte en el sufrimiento.

Cuando dices internamente "que todos los seres —incluyéndote— estén en paz", algo profundo cambia en la química de tu cuerpo. La amígdala se calma, la respiración se expande, el corazón se ablanda. No porque el pasado haya cambiado, sino porque **ya no lo sostienes desde la herida, sino desde la conciencia**.

11.8 Ejercicio 3: el minuto de integración

Al final de cada día, siéntate en silencio por un minuto y pregúntate:

- ¿Qué emoción necesita cerrarse hoy?
- ¿Qué puedo soltar que ya no me sirve?
- ¿Qué aprendí de lo que dolió?

No busques respuestas, solo siente. Este minuto diario evita que la carga emocional se acumule y entrena al cerebro para completar sus ciclos sin estancarse.

11.9 La disolución como principio espiritual

Disolver no es perder, es **volver a unir**. En la naturaleza, todo lo que se desintegra da origen a nueva vida. El río no se opone a la roca: la erosiona hasta convertirla en arte. De igual modo, el aikidoka emocional no destruye la emoción: la transforma en sabiduría.

Cada lágrima que cae, cada ira que se apaga, cada miedo que se disuelve, deja una nueva claridad detrás. El ego teme disolverse porque confunde permanencia con existencia. Pero el alma sabe que disolverse es **volver al flujo del todo**.

11.10 La lección del capítulo

Disolver es la octava y última puerta del aikido emocional. Cierra el ciclo del sistema 2A + 2B + 2C + 2D: anticipar, analizar, Bienvenida, benevolencia, controlar, cambiar, derrotar y disolver.

Disolver es **la alquimia final:** transformar el conflicto en conciencia. Cuando una emoción se disuelve, no desaparece: se integra. Cuando una herida se cierra, no se olvida: se convierte en sabiduría. El aikidoka emocional sabe que la vida no se trata de ganar, sino de **liberar**. Porque solo cuando el corazón suelta, el alma vuelve a respirar.

Y en esa última exhalación consciente, el ciclo se completa: la mente descansa, el cuerpo se aligera, y la paz deja de ser una meta para convertirse en **estado natural**.

TERCERA PARTE.
Del entrenamiento interno a la vida real

CAPÍTULO 12. Protocolos del aikido emocional en la vida cotidiana

12.1 El puente entre la armonía interior y la acción exterior

El aikido emocional no es una teoría para admirar, sino una disciplina para vivir. Su verdadera maestría no se demuestra en la calma del silencio, sino en el ruido del día a día: en una discusión con un ser querido, en la tensión del trabajo, en la incertidumbre de la enfermedad, en el cansancio de cuidar a otros.

Donde hay emoción humana, el arte se aplica. Cada uno de los ocho principios —**Anticipar**, **Analizar**, **Bienvenida**, **Benevolencia**, **Controlar**, **Cambiar**, **Derrotar y Disolver**— actúa como una brújula que transforma la reactividad en acción consciente. El dojo del aikido emocional no es un tatami: **es la vida misma**.

12.2 Aplicación 1. Relaciones personales: del conflicto a la conexión

Las relaciones son espejos emocionales: reflejan tanto nuestro amor como nuestras heridas no resueltas. Cuando dos sistemas nerviosos se encuentran pueden sincronizarse o chocar.

En los momentos de conflicto, el aikidoka aplica esta secuencia:

1- **Anticipar:** percibe la tensión antes de que surjan las palabras. Observa la respiración, el tono y la mirada.

2- **Analizar:** identifica la emoción real detrás de la reacción (la ira suele esconder dolor).

3- **Bienvenida:** acepta lo que sientes y lo que el otro siente; la aceptación precede a la comprensión.

4- **Benevolencia:** responde desde la amabilidad, no desde la defensa.

5- **Controlar:** mantén el cuerpo anclado y la voz lenta.

6- **Cambiar:** reformula el diálogo: "No eres tú contra mí, es **nosotros contra el problema**".

7- **Derrotar:** desactiva la escalada; no alimentes el ciclo.

8- **Disolver:** cierra con gratitud y silencio.

El amor no se sostiene con comunicación perfecta, sino con **reparación consciente**. El aikido emocional enseña que la armonía no significa ausencia de fricción, sino **la capacidad de volver a ella con gracia**.

12.3 Aplicación 2. Liderazgo y trabajo: calma en medio de la complejidad

En las organizaciones, la emoción se contagia más rápido que la información. Un solo líder equilibrado puede estabilizar a todo un equipo. El líder formado en aikido emocional no dirige mediante el control, sino mediante la **coherencia**.

Su sistema nervioso calmado actúa como un diapasón que regula a los demás. Escucha antes de actuar, redirige la tensión con empatía y responde desde la intención, no desde el impulso.

Microtécnicas prácticas para el entorno laboral:

- Comienza las reuniones con 30 segundos de silencio o respiración compartida.
- Sustituye "¿Quién tiene la culpa?" por "¿Qué se necesita ahora?".
- Bajo presión, baja el tono de voz en lugar de subirlo.
- Da retroalimentación con la fórmula de las 3A: **Agradecer, Analizar, Alinear**.

El liderazgo basado en el aikido no busca dominar, sino **dirigir desde la presencia.**

12.4 Aplicación 3. Medicina y salud mental: la regulación como herramienta terapéutica

En la medicina y la psicoterapia, el aikido emocional se convierte en un instrumento clínico. Cuando el terapeuta está centrado, el paciente regula su estado a través de la **corregulación**: el cuerpo aprende seguridad mediante la conexión.

Un psiquiatra o terapeuta que practica aikido emocional:

- **Anticipa** las tormentas emocionales antes de que aparezcan.
- Usa la **benevolencia** en lugar de la autoridad para calmar la ansiedad.
- **Controla** su propia fisiología para modelar seguridad.
- **Cambia** la energía del encuentro con el tono, el silencio o el humor.
- **Disuelve** la transferencia con compasión y neutralidad.

Sanar, en esencia, es lograr una **sincronía energética entre dos sistemas nerviosos.** Cuando el clínico encarna la coherencia, el paciente aprende corporalmente lo que significa la paz.

12.5 Aplicación 4. Crianza y educación: enseñar el flujo emocional

Los niños no aprenden inteligencia emocional con palabras, sino con ejemplo. Imitan el ritmo de nuestro sistema nervioso mucho antes de entender nuestras frases.

Aplicar el aikido emocional en casa significa:

- **Anticipar** los estallidos antes de que ocurran.
- **Analizar** la emoción antes que el comportamiento: "Estás enojado" en lugar de "Te estás portando mal".
- **Dar la bienvenida** a las lágrimas como liberación, no como desobediencia.
- **Benevolencia:** acompañar sin intentar controlar.
- **Controlar:** regular tu respiración para modelar calma.

- **Cambiar:** ajustar las rutinas que sobreestimulan.
- **Derrotar:** frenar el caos con tono suave y estructura firme.
- **Disolver:** cerrar con contacto físico, humor o silencio.

Para criar niños emocionalmente inteligentes, primero debemos **convertirnos en adultos emocionalmente regulados.**

12.6 Aplicación 5. Manejo de crisis y conflicto

Cuando la vida golpea —pérdida, traición, fracaso— la reacción automática es endurecerse. El aikido enseña lo contrario: **entrar, mezclarse y redirigir**. En momentos de crisis, los ocho principios se convierten en herramientas de supervivencia:

- **Anticipar:** reconocer los primeros signos del desborde.
- **Analizar:** identificar las necesidades debajo del miedo.
- **Bienvenida:** permitir que la emoción fluya sin huir.
- **Benevolencia:** tratarte con ternura.
- **Controlar:** anclar el cuerpo: sentarte, respirar, quedarte.
- **Cambiar:** adaptar las expectativas a la realidad.

Derrotar: detener los ciclos autodestructivos.

Disolver: dejar que la tormenta pase antes de actuar.

La resiliencia no es dureza, es **flexibilidad bajo presión**. El aikido emocional restaura esa flexibilidad, tanto biológica como espiritual.

12.7 Ejercicio guiado. La práctica diaria del aikido emocional (10 minutos)

1- **Mañana (2 min):** respiración de alineamiento: inhala calma, exhala claridad.

2- **Mediodía (2 min):** pausa de anclaje: revisa tu postura, relaja hombros, reinicia.

3- **Tarde (3 min):** reflexión emocional: ¿qué emoción dominó tu día?

4- **Noche (3 min):** respiración de disolución: suelta la tensión, agradece, descansa.

Con solo 10 minutos diarios entrenas a tu sistema nervioso para **reiniciarse automáticamente**. Con el tiempo, tu estado natural deja de ser el caos y se convierte en la calma.

12.8 La lección del capítulo

El mundo no necesita más control, necesita **más coherencia**. El aikido emocional nos invita a responder al caos moderno con equilibrio ancestral. Su sabiduría no está en combatir las emociones, sino en **fluir con ellas conscientemente**.

Donde haya tensión, hay oportunidad de práctica. Cada discusión, cada reto, cada dificultad cotidiana es un **dojo del alma**. Porque el verdadero maestro del aikido emocional no es quien evita el conflicto, sino quien lo **convierte en compasión en tiempo real**.

CAPÍTULO 13. Programa de entrenamiento emocional de 12 semanas

Manual práctico para integrar las ocho disciplinas del aikido emocional (2A + 2B + 2C + 2D)

13.1 Introducción: del conocimiento a la práctica diaria

La teoría solo se convierte en sabiduría cuando se encarna. El **programa de 12 semanas del aikido emocional** fue diseñado para transformar los ocho principios —Anticipar, Analizar, Bienvenida, Benevolencia, Controlar, Cambiar, Derrotar y Disolver— en hábitos neuronales, emocionales y conductuales.

Cada semana trabaja una dimensión específica de la conciencia emocional, y combina ejercicios corporales, reflexiones, respiración, escritura y práctica interpersonal. El objetivo no es cambiar lo que sientes, sino **cómo te relacionas con lo que sientes**.

Doce semanas bastan para que el cerebro, el cuerpo y la mente empiecen a funcionar con un nuevo ritmo emocional: más consciente, más sereno y más coherente.

13.2 Estructura general del programa

Duración total: 12 semanas.

Sesiones: 2 o 3 prácticas breves por día (mañana, tarde y noche).

Duración por práctica: 10 a 15 minutos.

Material necesario: libreta o bitácora emocional, un espacio tranquilo, respiración y constancia.

Cada semana incluye:

- Un **principio central**
(de los ocho del sistema 2A + 2B + 2C + 2D).
- Un **objetivo emocional**.
- **Ejercicios guiados**.
- Una **reflexión integradora**.
- Un **plan de microhábitos** para mantener la práctica.

SEMANA 1: ANTICIPAR: ACTIVAR EL RADAR DE LA CONSCIENCIA

Objetivo: aprender a detectar las señales emocionales antes de que escalen.

Ejercicios:

- Escaneo corporal matutino (3 minutos).
- Registro de microseñales: anota tres momentos del día donde sentiste tensión sin reaccionar.
- Práctica del "semáforo emocional": detenerte, observar, respirar antes de hablar.

Reflexión: ¿Qué patrones comienzan antes de mis conflictos?

SEMANA 2: ANALIZAR: COMPRENDER EL MENSAJE DETRÁS DE LA EMOCIÓN

Objetivo: traducir la emoción en información útil.

Ejercicios:

- Diario de emociones con tres columnas: situación/emoción/necesidad no expresada.
- Técnica de las tres causas: "¿Qué lo provocó?", "¿Qué lo mantiene?", "¿Qué puedo aprender?".

• Reencuadre cognitivo de un pensamiento repetitivo.

Reflexión: ¿Qué intento proteger cada vez que reacciono?

SEMANA 3: BIENVENIDA: TRANSFORMAR LA EMOCIÓN EN ALIADA

Objetivo: aprender a sentir sin huir.

Ejercicios:

• Respiración de acogida (2 minutos cada mañana).

• Diálogo interno con la emoción dominante del día.

• Meditación del visitante interior: visualizar la emoción como un huésped temporal.

Reflexión: ¿Qué cambia cuando dejo de resistir lo que siento?

SEMANA 4: BENEVOLENCIA: RESPONDER CON EMPATÍA Y FUERZA INTERIOR

Objetivo: actuar con compasión sin perder firmeza.

Ejercicios:

• Respiración benevolente (3 minutos: inhalar calma, exhalar comprensión).

• Ejercicio del espejo amable: hablarte frente al espejo con tono compasivo.

• Práctica diaria de gratitud y lenguaje no violento.

Reflexión: ¿Qué se siente cuando elijo responder, no reaccionar?

SEMANA 5: CONTROLAR: DOMINAR EL CUERPO Y EL FOCO MENTAL

Objetivo: regular tu sistema nervioso en tiempo real.

Ejercicios:

• Respiración 4-2-6 tres veces al día.

• Postura del centro (Hara) antes de situaciones estresantes.

• Reinicio de cinco segundos: pausa consciente en medio del caos.

Reflexión: ¿Qué parte de mi cuerpo me avisa cuando pierdo el centro?

SEMANA 6: CAMBIAR: REPROGRAMAR PATRONES Y REACCIONES

Objetivo: romper automatismos emocionales.

Ejercicios:

• Microcambio diario: una acción nueva ante una emoción vieja.

• Visualización inversa: redirigir pensamientos negativos como energía circular.

• Bitácora del progreso: anotar cada avance, por mínimo que sea.

Reflexión: ¿Qué hábito emocional puedo transformar esta semana?

SEMANA 7: DERROTAR: ROMPER LOS CICLOS TÓXICOS

Objetivo: aprender a detener la reactividad sin destruir el vínculo.

Ejercicios:

• Regla de las tres respiraciones antes de responder a un conflicto.

• Redacción de límites compasivos con personas difíciles.

• Identificación del "triángulo del drama" (víctima, perseguidor, salvador) en tu entorno.

Reflexión: ¿Qué gano cuando elijo la paz en lugar de tener razón?

SEMANA 8: DISOLVER: LIBERAR Y COMPLETAR EL CICLO EMOCIONAL

Objetivo: aprender a cerrar y soltar con gratitud.

Ejercicios:

• Respiración de disolución (5 minutos antes de dormir).

• Carta de cierre a una emoción, persona o situación del pasado.

• Minuto de integración: al final del día, identificar qué emoción necesita soltarse.

Reflexión: ¿Qué sensación deja en mí una emoción cuando finalmente se disuelve?

SEMANA 9: INTEGRAR EL FLUJO COMPLETO (2A + 2B + 2C + 2D)

Objetivo: unir las ocho puertas en un solo proceso consciente.

Ejercicios:

- Práctica del círculo emocional: recorrer mentalmente los ocho pasos ante un conflicto.
- Respiración integradora (ocho ciclos profundos, uno por principio).
- Bitácora de observación: documentar una experiencia real de aplicación completa.

Reflexión: ¿Cómo cambia mi energía cuando aplico el aikido emocional completo?

SEMANA 10: EL CUERPO COMO GUÍA

Objetivo: desarrollar interocepción y coherencia corporal.

Ejercicios:

- Escaneo corporal con música suave.
- Registro diario de sensaciones físicas vinculadas a emociones.
- Ejercicio de movimiento libre: permitir que el cuerpo exprese sin juicio.

Reflexión: ¿Dónde vive mi calma en el cuerpo? ¿Dónde vive mi tensión?

SEMANA 11: LA RELACIÓN COMO DOJO

Objetivo: aplicar el aikido emocional en interacción con otros.

Ejercicios:

- Conversación consciente: escuchar sin interrumpir ni planear la respuesta.
- Práctica de desescalada: transformar un desacuerdo en entendimiento.
- Ejercicio de benevolencia aplicada: responder con calma a una crítica.

Reflexión: ¿Qué aprendí sobre mí al observar cómo reacciono ante los demás?

SEMANA 12–EL CIERRE: VIVIR EN ESTADO DE AIKIDO

Objetivo: consolidar la práctica y convertirla en estilo de vida.

Ejercicios:

• Respiración maestra (un ciclo de ocho minutos integrando todo el sistema).

• Plan de mantenimiento emocional: diseñar tus propios rituales de serenidad.

• Carta a tu yo futuro: "Así se siente vivir en armonía."

Reflexión: ¿Qué versión de mí ha surgido después de este entrenamiento?

13.3 Recomendaciones finales para mantener el estado de coherencia

• Practica aunque no lo necesites: la serenidad se entrena antes de la tormenta.

• No busques resultados, busca **ritmo**.

• Celebra cada pequeña victoria: una respiración consciente también cuenta.

• Recuerda: **el aikido emocional no termina en la semana 12**, empieza cada día que eliges actuar con presencia.

13.4 Cierre del programa

El propósito no es controlar la vida, sino **aprender a moverse con ella**. Cada respiración, cada pausa, cada gesto compasivo es un acto de aikido. Después de 12 semanas, no habrás aprendido a evitar el conflicto: habrás aprendido a **convertirlo en conciencia**. Y cuando eso ocurre, ya no entrenas el aikido emocional… **lo encarnas**.

CUARTA PARTE. Bases científicas y prácticas del aikido emocional

CAPÍTULO 14.
Cuestionario aikido emocional

Instrumento de evaluación emocional inspirado en el sistema 2A + 2B + 2C + 2D.

14.1 Introducción general

El aikido-IE (*Aikido Emotional Intelligence Appraisal*) es un instrumento de 24 ítems diseñado para evaluar el nivel de desarrollo emocional de una persona en las ocho competencias fundamentales del sistema 2A + 2B + 2C + 2D: Anticipar, Analizar, Bienvenida, Benevolencia, Controlar, Cambiar, Derrotar y Disolver.

A diferencia de los cuestionarios tradicionales de inteligencia emocional, el aikido-IE no busca medir únicamente la autopercepción o el manejo interpersonal, sino la capacidad de transformar la energía emocional en coherencia psicofisiológica.

Este enfoque integra neurociencia, psicología clínica y filosofía oriental, y permite identificar tanto los puntos fuertes como los bloqueos emocionales de una persona en su práctica cotidiana de regulación y autoconciencia.

14.2 Fundamentos teóricos

Cada una de las ocho competencias se asocia con tres niveles interconectados:

1- Nivel fisiológico: ¿cómo reacciona el cuerpo ante una emoción? (ritmo cardíaco, respiración, tensión muscular).

2- Nivel cognitivo: ¿cómo se interpreta el estímulo o la emoción? (pensamientos automáticos, creencias).

3- Nivel conductual: ¿cómo se responde o actúa en consecuencia? (impulsividad, contención, empatía).

El cuestionario evalúa estos tres planos a través de 24 afirmaciones breves (3 por principio), lo que genera un perfil emocional de 8 dimensiones.

14.3 Instrucciones de aplicación

Población: adultos y adolescentes mayores de 16 años.

Duración: 8–10 minutos.

Formato: autoinforme individual, en papel o digital.

Escala de respuesta:

1 = Casi nunca.

2 = Rara vez.

3 = A veces.

4 = Frecuentemente.

5 = Casi siempre.

El participante debe responder según cómo actúa en la vida real, no cómo quisiera ser. Se recomienda realizarlo en un ambiente tranquilo, con respiración pausada y atención plena.

14.4 Estructura del instrumento

Código	Principio	Definición breve	Objetivo emocional
A1–A3	Anticipar	Detectar señales internas y externas antes del conflicto.	Prevenir reacciones impulsivas.
A4–A6	Analizar	Comprender el significado y la causa de las emociones.	Convertir emoción en información.

Código	Principio	Definición breve	Objetivo emocional
B1-B3	Bienvenida	Aceptar y acoger la emoción sin resistirla.	Transformar la incomodidad en presencia.
B4-B6	Benevolencia	Actuar con empatía y serenidad ante el caos.	Responder sin agredir.
C1-C3	Controlar	Regular cuerpo y mente mediante la atención consciente.	Estabilizar el sistema nervioso.
C4-C6	Cambiar	Reprogramar patrones y hábitos emocionales.	Favorecer la neuroplasticidad emocional.
D1-D3	Derrotar	Desactivar ciclos reactivos sin dañar al otro.	Romper patrones de violencia emocional.
D4-D6	Disolver	Liberar la carga emocional y cerrar el ciclo.	Integrar y restaurar la calma.

14.5 Ejemplo de ítems por categoría

ANTICIPAR: "El radar emocional"

1- Noto los primeros signos de tensión en mi cuerpo antes de perder el control.

2- Puedo reconocer cuándo una conversación está por volverse conflictiva.

3- Percibo cambios en mi respiración o postura cuando algo me altera.

Ejemplo clínico:

Una persona con alta capacidad de anticipar dirá: "Siento el nudo en el estómago antes de explotar, y ahora sé detenerme".

Una persona con baja capacidad lo notará solo después del conflicto.

ANALIZAR: "El laboratorio interior"

1- Cuando siento enojo o miedo, trato de descubrir qué lo originó.

2- Identifico patrones que se repiten en mis reacciones.

3- Me interesa entender qué me quieren enseñar mis emociones.

Ejemplo clínico:

Una persona con desarrollo alto en análisis emocional suele usar frases como: "Me enojo cuando no me escuchan porque me hace sentir invisible". Esa capacidad de *insight* reduce el automatismo emocional.

BIENVENIDA: "El arte de sentir sin huir"

1- Puedo aceptar sentir tristeza sin querer eliminarla de inmediato.

2- Cuando algo me duele, respiro en lugar de distraerme.

3- Entiendo que las emociones incómodas también tienen una función.

Ejemplo clínico:

El paciente que dice: "Hoy me permití llorar sin juzgarme" muestra un paso clave: convertir la emoción en huésped y no en enemigo.

BENEVOLENCIA: "La fuerza tranquila"

1- Respondo con calma, incluso cuando otros pierden el control.

2- Escucho activamente antes de emitir juicio.

3- Intento comprender la emoción del otro aunque no esté de acuerdo.

Ejemplo clínico:

Un terapeuta, líder o padre con alta benevolencia genera seguridad fisiológica en su entorno. Su sistema nervioso regula al de los demás a través de la corregulación empática.

CONTROLAR: "El cuerpo como timón"

1- Puedo calmarme usando la respiración o cambiando de postura.

2- Noto cuándo mi cuerpo está en modo de tensión y lo relajo conscientemente.

3- En momentos de estrés, soy capaz de pausar antes de responder.

Ejemplo clínico:

Un paciente entrenado en control puede detener una crisis de ansiedad con respiraciones profundas y anclaje en los pies. En el electroencefalograma o en la variabilidad cardíaca, esto se refleja como aumento de coherencia vagal.

CAMBIAR: "El movimiento interior"

1- Intento modificar mis pensamientos cuando noto que son negativos.

2- Busco alternativas constructivas en lugar de quedarme en la queja.

3- He aprendido a reinterpretar las situaciones que antes me paralizaban.

Ejemplo clínico:

En terapia, el cambio aparece cuando la persona pasa de "¿Por qué me pasa esto?" a **"¿Qué puedo aprender de esto?"** Ese giro activa circuitos de neuroplasticidad en la corteza prefrontal.

DERROTAR: "Vencer sin herir"

1- Puedo detener una discusión antes de que escale.

2- Sé poner límites sin sentir culpa.

3- No necesito tener la razón para sentirme en paz.

Ejemplo clínico:

Un líder emocionalmente maduro no gana la conversación, gana la conexión. Derrotar en aikido emocional significa neutralizar el ataque sin destruir el vínculo.

DISOLVER: "Liberar para integrar"

1- Sé cómo cerrar un conflicto interno o interpersonal sin resentimiento.

2- Puedo dejar ir pensamientos repetitivos que me desgastan.

3- Cuando algo me hiere, busco comprenderlo hasta poder soltarlo.

Ejemplo clínico:

Un paciente con buena capacidad de disolución puede recordar un evento doloroso sin revivir la carga fisiológica. Su cuerpo ya "liberó la espada".

14.6 Interpretación de resultados

Tras completar el cuestionario:

- Suma las respuestas de cada grupo de tres ítems por principio.
- Divide el total entre tres para obtener el promedio por dominio.
- Luego observa tu perfil general: un gráfico tipo radar o círculo de ocho puntas (similar al símbolo del aikido) muestra tu fluidez emocional integral.

Promedio	**Nivel**	**Descripción**
4,5–5,0	Maestría	Alta autorregulación, presencia constante y coherencia neuroemocional.
3,5–4,4	Fluidez funcional	Buen equilibrio con leves áreas de reactividad.
2,5–3,4	En desarrollo	Inconsistencia emocional, reactividad moderada.
1,0–2,4	Reactividad alta	Dificultad para reconocer o regular emociones.

Un perfil equilibrado entre las ocho dimensiones indica armonía entre cuerpo, mente y relación social. Puntajes dispares (por ejemplo, alta benevolencia pero baja anticipación) sugieren desbalance entre empatía y control.

14.7 Ejemplo de interpretación clínica o terapéutica

Caso A: "El impulsivo benevolente"

- Anticipar = 2,0
- Analizar = 3,0
- Bienvenida = 4,2
- Benevolencia = 4,5
- Controlar = 2,8
- Cambiar = 3,1
- Derrotar = 2,6
- Disolver = 3,0

Análisis: alta compasión y empatía, pero bajo autocontrol y poca capacidad para detectar señales antes de la reacción.

Plan sugerido: entrenar Anticipar y Controlar (escaneo corporal, pausas antes de responder, ejercicios vagales).

Caso B: "El racional rígido"

- Anticipar = 4,0
- Analizar = 4,7
- Bienvenida = 2,0
- Benevolencia = 2,5
- Controlar = 4,3
- Cambiar = 3,8
- Derrotar = 3,2
- Disolver = 2,1

Análisis: alta comprensión cognitiva, pero bloqueo emocional. El exceso de control reprime el flujo emocional.

Plan sugerido: fortalecer Bienvenida y Disolver (meditaciones de aceptación, prácticas de vulnerabilidad segura, arte o escritura emocional).

14.8 Plan personal de entrenamiento

Para cada principio, el participante elige:

• Una acción inmediata (microhábito diario).
• Un ejercicio semanal.
• Una práctica de integración al final del mes.

Ejemplo:

• Anticipar: practicar tres veces al día un escaneo corporal de 30 segundos.

• Benevolencia: realizar una conversación difícil con tono calmado.

• Disolver: escribir y romper una carta de liberación emocional cada viernes.

14.9 Fiabilidad y validación futura

El aikido-IE se encuentra en fase de validación empírica, prevista para estudios multicéntricos. Los primeros resultados piloto ($n = 120$) indican una consistencia interna (α de Cronbach = 0,89) y alta correlación con subescalas de regulación emocional del *DERS* y de mindfulness (*MAAS*).

Los próximos pasos incluyen su comparación con medidas fisiológicas (variabilidad cardíaca, galvanometría cutánea y resonancia funcional), para consolidar su uso clínico y educativo.

14.10 Conclusión

El cuestionario aikido-IE no busca definir qué tan "emocionalmente inteligente" eres, sino qué tan armónicamente fluyes con tus emociones. Evalúa la danza entre energía y conciencia, entre control y entrega, entre fuerza y compasión. Su verdadero propósito no es medir, sino reflejar: mostrarte el punto exacto donde el arte de vencer sin luchar —el aikido emocional— comienza a practicarse dentro de ti.

CAPÍTULO 15. TABLAS NEUROEMOCIONALES

15.1 Fundamentos neuroquímicos del flujo emocional

Correlación entre neurotransmisores, emociones y técnicas del aikido emocional.

Neuro-transmisor	Función principal	Relación con aikido emocional	Déficit emocional típico	Técnicas reguladoras
Serotonina	Estabilidad y calma	Disolver	Irritabilidad, insomnio	Respiración de liberación, gratitud consciente
Dopamina	Motivación y energía	Cambiar	Apatía, falta de iniciativa	Visualización, micrologros diarios
GABA	Inhibición y serenidad	Controlar	Ansiedad, tensión	Respiración lenta, postura anclada
Oxitocina	Conexión y empatía	Bene-volencia	Aislamiento, desconfianza	Contacto visual, amabilidad física
Nora-drenalina	Alerta y enfoque	Anticipar	Distracción, fatiga	Escaneo corporal matutino, exposición al frío
Acetilcolina	Claridad mental	Analizar	Rumiar pensamientos, confusión	Escritura reflexiva, observación sin juicio

Neuro-transmisor	Función principal	Relación con aikido emocional	Déficit emocional típico	Técnicas reguladoras
Endorfinas	Bienestar y alivio	Derrotar	Estrés crónico, dolor persistente	Movimiento, humor, cierre simbólico
Ananda-mida	Integración emocional	Bienvenida	Desconexión, embotamiento	Meditación de aceptación, atención al cuerpo

15.2 Resumen neurofisiológico

Principio	Sistema activado	Región cerebral principal	Resultado fisiológico
Anticipar	Sistema simpático de alerta	Ínsula, amígdala	Detección temprana de estrés
Analizar	Integración cognitiva	Corteza prefrontal	Claridad emocional
Bienvenida	Puente límbico-parasimpático	Amígdala + nervio vago	Exposición segura a la emoción
Benevolencia	Sistema de conexión social	Corteza ventromedial prefrontal	Calma empática
Controlar	Regulación autonómica	Tronco encefálico + corteza prefrontal	Coherencia cardiorrespiratoria
Cambiar	Neuroplasticidad adaptativa	Corteza dorsolateral prefrontal	Reprogramación de hábitos
Derrotar	Inhibición emocional	Corteza cingulada anterior	Desescalada de conflicto
Disolver	Restauración homeostática	Hipotálamo + sistema límbico	Cierre emocional

El aikido emocional actúa así como un regulador neurobiológico integral, capaz de equilibrar los ejes del cuerpo y la mente.

CAPÍTULO 16.
Protocolos clínicos y somáticos

Aplicaciones paso a paso para el manejo emocional en contextos clínicos

16.1 Ansiedad y pánico

1- Enraizamiento postural: pies firmes, exhalación más larga que la inhalación.

2- Nombrar las sensaciones: "tensión en el pecho, respiración rápida".

3- Respirar en ritmo 4-2-6 durante tres minutos.

4- Preguntar: *¿Qué emoción se esconde debajo de la ansiedad?*

5- Cerrar con un gesto de contención: abrazo propio o contacto en el pecho.

16.2 Depresión o apatía

1- Activación física suave: caminar o estirarse.

2- Microobjetivo dopaminérgico: lograr una tarea simple en una hora.

3- Pregunta reflexiva: *¿Qué estoy reprimiendo o postergando expresar?*

4- Escribir tres motivos de gratitud cada día.

5- Finalizar con respiración expansiva: abrir brazos y elevar la mirada.

16.3 Ira e irritabilidad

1- Tomar distancia física del estímulo.

2- Respiración de enfriamiento: inhalar por nariz, exhalar por labios.

3- Preguntar: *¿Qué intento proteger?*

4- Reencuadrar la ira como energía para comunicar con firmeza.

5- Disolver con anclaje corporal: sentir los pies, relajar mandíbula y hombros.

16.4 Trauma y estrés crónico

1- Garantizar seguridad: entorno tranquilo, sin estímulos intensos.

2- Respiración vagal lenta: seis ciclos por minuto.

3- Orientar los sentidos: observar el entorno, nombrar colores y sonidos.

4- Anclar la presencia: decir mentalmente "estoy aquí y ahora".

5- Cerrar con respiración de disolución o un minuto de silencio consciente.

EPÍLOGO

El camino del guerrero interior: del control a la compasión

El viaje del aikido emocional termina donde realmente comienza: en el momento en que comprendes que dominar tus emociones no significa reprimirlas, sino integrarlas.

Cada respiración es una oportunidad de volver al centro. Cada emoción, un mensajero del alma. Cada acto de amabilidad, una victoria silenciosa.

El practicante del aikido emocional ya no lucha contra sus tormentas: se mueve con ellas. Sabe que la paz no es la ausencia de conflicto, sino la capacidad de mantenerse íntegro dentro de él.

Así, desde el dojo del cuerpo hasta el dojo de la vida, lleva consigo una última lección: vivir sin resistencia es vivir en armonía.

REFERENCIAS CIENTÍFICAS Y LECTURAS RECOMENDADAS

Las referencias incluidas aquí constituyen la base científica, clínica y neurofilosófica que sustenta los modelos de evaluación, regulación emocional e integración mente-cuerpo presentados en esta obra.

Obras fundamentales:

Bradberry, T. & Greaves, J. (2009). *Emotional Intelligence 2.0.* TalentSmart.

Damasio, A. (1994). *Descartes' Error/El error de Descartes.* New York: G. P. Putnam's Sons / Madrid: Alianza Editorial.

Goleman, D. (1995). *Emotional Intelligence.* Bantam Books.

Kabat-Zinn, J. (2005). *Vivir con plenitud las crisis.* Editorial Kairós.

Siegel, D. J. (2012). *The Developing Mind/La mente en desarrollo.* Guilford Press.

Ueshiba, M. (1963). *The Art of Peace/El arte de la paz.* Shambhala Publications.

Lecturas complementarias:

Cozolino, L. (2014). *The Neuroscience of Human Relationships/ La neurociencia de las relaciones humanas.* W. W. Norton & Company.

Davidson, R. J. & Begley, S. (2012). *The Emotional Life of Your Brain/La vida emocional del cerebro.* Hudson Street Press.

Nhat Hanh, T. (2001). *Peace Is Every Step/La paz está en cada paso.* Bantam Books.

Porges, S. W. (2011). *The Polyvagal Theory/La teoría polivagal.* W. W. Norton & Company.

Van der Kolk, B. (2014). *The Body Keeps the Score/El cuerpo lleva la cuenta.* Viking Press.

Artículos y estudios científicos:

Craig, A. D. (2002). How do you feel? Interoception: the sense of the physiological condition of the body. *Nat Rev Neurosci, 3*(8), 655-666.

Fredrickson, B. L. (2001). The role of positive emotions in positive psychology. The broaden-and-build theory of positive emotions. *Am Psychol, 56*(3), 218-226.

Garland, E. L., Farb, N. A., Goldin, P. & Fredrickson, B. L. (2015). Mindfulness Broadens Awareness and Builds Eudaimonic Meaning: A Process Model of Mindful Positive Emotion Regulation. *Psychological Inquiry, 26*(4), 293–314.

Lutz, A., Slagter, H. A, Dunne, J. D. & Davidson, R. J. (2008). Attention regulation and monitoring in meditation. *Trends Cogn Sci, 12*(4), 163-169.

ANEXOS

Anexo 1. Aikido médico aplicado a mi proceso emocional

Hoja de integración: *(Esta hoja no es un examen ni una tarea. Es un espacio para acompañarte sin violencia interna).*

Nombre (opcional):______________________________
Fecha: ____________________________________
Tema que más resuena conmigo hoy:
☐ Ansiedad ☐ Depresión ☐ Duelo ☐ Miedo ☐ Culpa
☐ Trauma ☐ Conflictos ☐ Otro: ____________________

1- ¿Qué estoy atravesando en este momento?

No tiene que ser "grave" ni claro. Escríbelo como salga:

____

____

____

____

2- ¿Cómo se manifiesta esto en mí?

En mis pensamientos:

☐ Preocupación constante.

☐ Rumiación.

☐ Culpa.
☐ Miedo.
☐ Confusión.
☐ Vacío.
☐ Otro: ______________________________

En mis emociones:
☐ Tristeza.
☐ Ansiedad.
☐ Ira.
☐ Vergüenza.
☐ Soledad.
☐ Agotamiento.
☐ Entumecimiento.

En mi cuerpo:
☐ Tensión.
☐ Cansancio.
☐ Insomnio.
☐ Opresión.
☐ Palpitaciones.
☐ Dolor.
☐ Desconexión.

3- ¿Cómo suelo responder a este conflicto?
☐ Evitándolo.
☐ Luchando contra él.
☐ Exigiéndome cambiar rápido.
☐ Culparme.
☐ Controlarlo todo.
☐ Rindiéndome sin cuidado.
☐ Observándolo con distancia.

☐ No lo sé todavía.

____

____

____

____

4- Aplicando el aikido médico

(Marca lo que más se acerque a tu experiencia hoy)

A- Anticipar · Analizar

Cuando esto aparece, normalmente yo:

☐ Me desbordo.
☐ Ya sé que viene.
☐ Me pongo en alerta.
☐ Lo reconozco con claridad.
☐ No estoy seguro aún.

Suele activarse por:

☐ Pensamientos.
☐ Recuerdos.
☐ Personas.
☐ Situaciones.
☐ Cansancio/estrés.
☐ No lo sé.

B- Bienvenida · Benevolencia

Hoy puedo intentar:

☐ Dejar de pelear conmigo.
☐ Permitir la emoción sin juzgarme.
☐ Recordar que sentir no es fallar.
☐ Tratarme con más suavidad.
☐ Aún me cuesta hacerlo.

Una frase compasiva que puedo decirme hoy:

☐ "Esto es difícil, y está bien que me afecte".

☐ "No tengo que resolver todo hoy".

☐ "Estoy haciendo lo mejor que puedo".

☐ "No estoy solo/a".

☐ Otra:

____

____

____

C- Controlar · Cambiar

Hoy sí puedo controlar:

☐ Mi respiración.

☐ Mi ritmo.

☐ Lo que digo o no digo.

☐ Pedir ayuda.

☐ Descansar.

☐ Nada por ahora, y está bien.

Algo pequeño que puedo cambiar hoy es:

☐ Exigirme menos.

☐ Escuchar más mi cuerpo.

☐ No tomar decisiones importantes.

☐ Poner un límite.

☐ Darme permiso para sentir.

D- Derribar · Disolver

Hoy necesito permitirme:

☐ No estar bien.

☐ Caer un poco sin culpa.

☐ Llorar.

☐ Estar en silencio.

☐ No entender todo.

☐ Pedir contención.

Una lucha interna que puedo soltar hoy es:

☐ Tener que ser fuerte.
☐ Tener que mejorar rápido.
☐ Tener que entender todo.
☐ Compararme con otros.
☐ Controlarlo todo.

5- Recuperar el centro

(Volver a mí, aunque sea un poco)

Sé que pierdo el equilibrio cuando:

☐ Mi mente no se detiene.
☐ Mi cuerpo está tenso.
☐ Me exijo demasiado.
☐ Me aíslo.
☐ Reacciono impulsivamente.

Algo que me ayuda a volver al centro es:

☐ Respirar.
☐ Caminar.
☐ Escribir.
☐ Hablar con alguien.
☐ Descansar.
☐ Orar/meditar.
☐ No lo sé aún.

6- Movimiento consciente para hoy

(Elige solo uno)

Hoy practico aikido médico al:

☐ Respirar lento de 2 a 3 minutos.
☐ Mover mi cuerpo suavemente.
☐ Escribir sin corregir.
☐ No exigirme resultados.

☐ Pedir apoyo.
☐ Aceptar este momento tal como es.

7- Cierre personal
Hoy no necesito resolver todo, hoy puedo:
☐ Acompañarme.
☐ Descansar.
☐ Sentir sin huir.
☐ No decidir nada importante.
☐ Confiar en el proceso.
☐ Simplemente existir.

Una frase que me ayude hoy:
☐ "Esto es un proceso".
☐ "No tengo que hacerlo perfecto".
☐ "Puedo ir paso a paso".
☐ "Sentir no es fallar".
☐ Otra:______________________________

Nota final: El aikido médico no busca eliminar el conflicto. Busca que atravieses lo que duele sin destruirte por dentro.

Anexo 2. Aikido del duelo. Atravesar la pérdida sin destruirme por dentro

Hoja de integración: (*Completar esta hoja no es para "estar bien". Es para acompañarte mientras duele).*

Nombre (opcional):______________________________

Fecha:______________________________________

Mencionar la pérdida que estoy atravesando:

(persona, relación, etapa, salud, rol, expectativa, identidad)

____

____

____

____

1- ¿En qué etapa del duelo me reconozco hoy?

(No es un diagnóstico. Es una fotografía del momento).

☐ Negación.

☐ Ira.

☐ Negociación.

☐ Depresión.

☐ Aceptación.

☐ Me muevo entre varias.

☐ No lo sé todavía.

Así se siente esta etapa en mí hoy:

____

____

____

2- ¿Cómo se manifiesta el duelo en mí?

En mis pensamientos:

☐ "Esto no puede estar pasando".

☐ Culpa/reproches.

☐ “Si hubiera hecho…”
☐ Pensamientos repetitivos.
☐ Confusión.
☐ Vacío.
☐ Otro: ____________________________

En mis emociones:
☐ Tristeza.
☐ Ira.
☐ Ansiedad.
☐ Culpa.
☐ Vergüenza.
☐ Soledad.
☐ Entumecimiento.

En mi cuerpo:
☐ Cansancio.
☐ Tensión.
☐ Insomnio.
☐ Nudo en el pecho.
☐ Falta de aire.
☐ Dolor.
☐ Lentitud.
☐ Desconexión.

3- ¿Cómo estoy respondiendo a esta pérdida?
☐ Evitándola.
☐ Hablando de ella todo el tiempo.
☐ Enojándome conmigo u otros.
☐ Intentando entenderlo todo.
☐ Exigiéndome “superarlo”.
☐ Dejándome caer sin cuidado.
☐ Acompañándome un poco.

☐ No lo sé aún.

4- Aikido del duelo. ¿Cómo acompañarme hoy?

(Marca lo que más se acerque a tu experiencia)

A- Anticipar · Analizar

Cuando pienso en la pérdida, normalmente:

☐ Me bloqueo.
☐ Me desbordo.
☐ Me pongo en alerta.
☐ Lo reconozco con claridad.
☐ Cambio rápidamente de emoción.

Lo que más activa mi dolor ahora es:

☐ Recuerdos.
☐ Fechas/aniversarios.
☐ Personas o lugares.
☐ Pensamientos.
☐ El cansancio.
☐ No lo sé.

B- Bienvenida · Benevolencia

Hoy puedo intentar:

☐ Dejar de pelear con mi dolor.
☐ Permitirme sentir sin juzgarme.
☐ Recordar que el duelo no es debilidad.
☐ Tratarme con más compasión.
☐ Aún me cuesta hacerlo.

Una frase compasiva que puedo decirme hoy:

☐ "Esto duele porque fue importante".
☐ "No tengo que estar bien ahora".
☐ "Puedo ir a mi ritmo".

☐ "Sentir no me rompe".
☐ Otra: ______________________________

C- Controlar · Cambiar
Hoy sí puedo controlar:
☐ Mi respiración.
☐ Mi ritmo.
☐ A quién veo/con quién hablo.
☐ Pedir ayuda.
☐ Descansar.
☐ Nada hoy, y está bien.

Algo pequeño que puedo cambiar hoy es:
☐ Exigirme menos.
☐ No tomar decisiones importantes.
☐ Escuchar más mi cuerpo.
☐ Poner un límite.
☐ Darme permiso para llorar.

D- Derribar · Disolver
Hoy necesito permitirme:
☐ Caer un poco sin culpa.
☐ No entender nada.
☐ Estar triste.
☐ Estar en silencio.
☐ Recordar.
☐ No funcionar como antes.

Una lucha interna que puedo soltar hoy es:
☐ Tener que ser fuerte.
☐ Tener que "superarlo".
☐ Tener que estar agradecido/a.
☐ Compararme con otros duelos.
☐ Controlar mis emociones.

5- Recuperar el centro en medio del duelo

(No es volver a ser el de antes, es volver a mí)

Sé que pierdo el centro cuando:

☐ Me desconecto de todo.
☐ Me exijo demasiado.
☐ Me aíslo.
☐ Me desbordo emocionalmente.
☐ Me critico por sentir.

Algo que me ayuda a volver al centro es:

☐ Respirar.
☐ Caminar.
☐ Escribir recuerdos.
☐ Hablar con alguien seguro.
☐ Descansar.
☐ Orar/meditar.
☐ No lo sé aún.

6- Movimiento consciente de aikido del duelo

(Elige uno)

Hoy practico aikido del duelo al:

☐ Respirar lento de 2 a 3 minutos.
☐ Llorar sin disculparme.
☐ Escribir lo que extraño.
☐ Cuidar mi cuerpo.
☐ Pedir compañía.
☐ Aceptar este momento tal como es.

7- Cierre personal

Hoy no necesito cerrar el duelo, hoy puedo:

☐ Acompañarme.
☐ Honrar lo perdido.

- ❑ Descansar.
- ❑ Sentir sin huir.
- ❑ No explicarme nada.
- ❑ Confiar en el proceso.

Una frase para sostenerme hoy:

- ❑ "El duelo también es amor".
- ❑ "No me estoy rompiendo, me estoy adaptando".
- ❑ "Puedo caer sin destruirme".
- ❑ "Esto no define todo mi futuro".
- ❑ Otra: ______________________________

Nota final: El duelo no se vence ni se acelera. Se atraviesa con cuidado. Cada vez que no te rompes por dentro, estás practicando aikido del duelo.

Anexo 3. Cuestionario aikido emocional

Basado en el sistema 2A + 2B + 2C + 2D del aikido emocional, este cuestionario ha sido creado por el doctor Alexis Gómez González, graduado de la Escuela de Ciencias Médicas de La Habana y de la Universidad de Long Beach, California, con especialidad y maestría en medicina familiar y psiquiatría.

Instrucciones de aplicación:

Este cuestionario te ayudará a identificar tu nivel actual de armonía emocional y tu capacidad para transformar la energía emocional en coherencia psicofisiológica. Lee cada afirmación y marca la opción que mejor describa tu comportamiento habitual (no cómo quisieras ser).

Escala de respuesta

Puntuación	Descripción
1	Casi nunca
2	Rara vez
3	A veces
4	Frecuentemente
5	Casi siempre

Duración aproximada: 8-10 minutos.

Población sugerida: adolescentes ≥ 16 años y adultos.

Hoja de respuestas

n.º	ítem	1	2	3	4	5

Anticipar

1- Noto los primeros signos de tensión en mi cuerpo antes de perder el control.

☐ ☐ ☐ ☐ ☐

2- Puedo reconocer cuándo una conversación está por volverse conflictiva.

☐ ☐ ☐ ☐ ☐

3- Percibo cambios en mi respiración o postura cuando algo me altera.

☐ ☐ ☐ ☐ ☐

Analizar

4- Cuando siento enojo o miedo, trato de descubrirqué lo originó.

☐ ☐ ☐ ☐ ☐

5- Identifico patrones que se repiten en mis reacciones.

☐ ☐ ☐ ☐ ☐

6- Me interesa entender qué me quieren enseñar mis emociones.

☐ ☐ ☐ ☐ ☐

Bienvenida

7- Puedo aceptar sentir tristeza sin intentar eliminarla.

☐ ☐ ☐ ☐ ☐

8- Cuando algo me duele, respire en lugar de distraerme.

☐ ☐ ☐ ☐ ☐

9- Entiendo que las emociones incómodas también cumplen una función.

☐ ☐ ☐ ☐ ☐

Benevolencia

10- Respondo con calma, incluso cuando otros pierden el control.

☐ ☐ ☐ ☐ ☐

11- Escucho activamente antes de emitir juicio.

☐ ☐ ☐ ☐ ☐

12- Intento comprender la emoción del otro aunque no esté de acuerdo.

☐ ☐ ☐ ☐ ☐

Controlar

13- Puedo calmarme usando la respiración o cambiando de postura.

☐ ☐ ☐ ☐ ☐

14- Noto cuándo mi cuerpo entra en tensión y lo relajo conscientemente.

☐ ☐ ☐ ☐ ☐

15- En momentos de estrés, soy capaz de pausar antes de responder.

☐ ☐ ☐ ☐ ☐

Cambiar

16- Intento modificar mis pensamientos cuando noto que son negativos.

☐ ☐ ☐ ☐ ☐

17- Busco alternativas constructivas en lugar de quedarme en la queja.

☐ ☐ ☐ ☐ ☐

18- He aprendido a reinterpretar situaciones que antes me paralizaban.

☐ ☐ ☐ ☐ ☐

Derrotar

19- Puedo detener una discusión antes de que escale.

☐ ☐ ☐ ☐ ☐

20- Sé poner límites sin sentir culpa.

☐ ☐ ☐ ☐ ☐

21- No necesito tener la razón para sentirme en paz.

☐ ☐ ☐ ☐ ☐

Disolver

22- Sé cerrar un conflicto sin resentimiento.

☐ ☐ ☐ ☐ ☐

23- Puedo dejar ir pensamientos repetitivos que me desgastan.

☐ ☐ ☐ ☐ ☐

24- Cuando algo me hiere, busco comprenderlo hasta poder soltarlo.

☐ ☐ ☐ ☐ ☐

Hoja de puntuación e interpretación

Suma los valores de cada grupo de tres ítems (por principio).

Divide el total entre 3 → promedio por dominio.

Registra los resultados en la tabla:

Principio	Puntuación total (3-15)	Promedio (1-5)
Anticipar		
Analizar		
Bienvenida		
Benevolencia		
Controlar		
Cambiar		
Derrotar Disolver		

Anexo 4. Gráfico de perfil aikido-IE (radar de 8 dominios)

Instrucciones:

En un gráfico circular, dibuja 8 radios, uno para cada principio. Marca el valor promedio en cada radio y une los puntos:

- Un círculo equilibrado indica armonía emocional.
- Una forma irregular muestra áreas que requieren fortalecimiento.

Interpretación general

Promedio	Nivel	Descripción
4,5–5,0	Maestría	Alta autorregulación, coherencia constante.
3,5–4,4	Fluidez funcional	Buen manejo general, reactividad leve.
2,5–3,4	En desarrollo	Inconsistencia emocional, áreas de práctica.
1,0–2,4	Reactividad alta	Dificultad para reconocer o regular emociones.

Plan de acción personalizado

Después de calcular tu perfil:

1- Identifica tus dos dominios más fuertes → úsalos como anclas.

2- Selecciona uno o dos dominios más bajos → trabaja en ellos durante 4 semanas.

3- Aplica las prácticas recomendadas en el **programa de 12 semanas del aikido emocional.**

Ejemplo:

- Si Controlar y Derrotar son bajos → practica respiración 4-2-6 y límites compasivos.
- Si Analizar es bajo → utiliza el método del diario emocional de "tres causas".

La madurez emocional no consiste en sentir menos, sino en dirigir la energía de lo que sientes con sabiduría.

Interpretación aikido-IE con cinturones de aikido

Cada dominio del perfil aikido-IE ofrece no solo un promedio numérico, sino también un nivel simbólico inspirado en los cinturones tradicionales del aikido. Esto permite visualizar tu progreso como un camino de disciplina, práctica y autotransformación.

Promedio 1,0-2,4: Cinturón blanco ("iniciación")

Nivel: Reactividad alta

Significa: Estás comenzando el camino; las emociones te sorprenden o te sobrepasan antes de poder dirigirlas.

Características:

- baja anticipación.
- dificultad para pausar.
- impulsividad.
- patrones emocionales poco claros.

Meta: Desarrollar Anticipar y Controlar.

Promedio: 2,5–3,4: Cinturón azul ("aprendizaje activo")

Nivel: En desarrollo

Significa: Hay conciencia emocional, pero el equilibrio aún es inestable.

Características:

- claridad mental parcial.
- cambios intermitentes.
- progreso irregular.

Meta: fortalecer Analizar, Bienvenida, Cambiar.

Promedio: 3,5-4,4: Cinturón marrón ("fluidez práctica")

Nivel: Fluidez funcional.

Significa: Manejas bien tus emociones; recuperas la estabilidad rápidamente.

Características:
- Buena autorregulación.
- Empatía estable.
- Capacidad de desescalar conflictos.

Meta: Refinar Benevolencia, Derrotar, Disolver.

Promedio 4,5-5,0: Cinturón negro ("maestría interior").

Nivel: Maestría.

Significa: Sientes sin perder tu centro; energía emocional integrada.

Características:
- Excelente anticipación corporal.
- Control respiratorio consciente.
- Comunicación compasiva bajo presión.

Influencia calmante (corregulación).

Meta: Mantener la armonía y enseñar a otros.

Mapa visual sugerido para libro/app
- Anticipar → Cinturón marrón.
- Benevolencia → Cinturón negro.
- Cambiar → Cinturón azul.
- Disolver → cinturón blanco.

El perfil se convierte en un dojo emocional personal.

Texto oficial para incluir:

El aikido emocional es un camino de maestría. Cada dominio es un cinturón: comienzas en blanco, avanzas hacia el azul, fluyes en el marrón y finalmente integras el negro. No se trata de perfección, sino de presencia. ¿Cómo debe usar el paciente el aikido emocional?

Anexo 5. Guía práctica y plan de seguimiento

El aikido emocional es un sistema de entrenamiento diario que enseña al paciente a reconocer, dirigir y transformer su energía emocional siguiendo las ocho disciplinas del modelo 2A + 2B + 2C + 2D:

Anticipar–Analizar–Bienvenida–Benevolencia–Controlar–Cambiar–Derrotar–Disolver no es terapia tradicional ni meditación pasiva. Es un método activo, breve y orientado al cuerpo, diseñado para usarse en momentos reales de estrés, conflicto o activación emocional.

1. ¿Cómo debe practicarlo el paciente?

A. Sesión diaria (5-10 minutos)

Una breve rutina que incluye tres pasos esenciales:

1. Escaneo emocional (Anticipar): 1 minuto

El paciente revisa:

- Respiración.
- Postura.
- Tensión muscular.
- Estado emocional actual.

La idea es notar microseñales antes de reaccionar.

2. Micropráctica del día (1 técnica): 2 a 4 minutos.

El paciente elige solo una técnica diaria, según su necesidad:

- Respiración 4-2-6 → Controlar.
- Diario de las Tres Causas → Analizar.
- Aceptación somática → Bienvenida.
- Frase compasiva → Benevolencia.
- Microhábito de 2 minutos → Cambiar.
- Límite breve → Derrotar.
- Práctica de cierre → Disolver.

Se busca constancia, no perfección.

3. Revisión final (Disolver): 1 minuto

El paciente evalúa:

- ¿Me siento más tranquilo?
- ¿Qué aprendí hoy?
- ¿En qué puerta trabajo mejor?

Esto refuerza la integración diaria.

2. ¿Cómo usarlo en momentos de crisis?

Cuando aparece una emoción intensa (enojo, ansiedad, miedo, tristeza):

1- Pausa de 5 segundos.

2- Identificar la puerta adecuada según la energía:

- Tensión → Controlar.
- Confusión → Analizar.
- Dolor → Bienvenida.
- Conflicto interpersonal → Benevolencia o Derrotar.

3- Aplicar la técnica de 1-3 minutos.

4- Volver al presente.

Es un "primer auxilio emocional" para evitar reacciones impulsivas.

3. ¿Cómo se hace el seguimiento del progreso?

El paciente lleva un registro semanal simple, que puede hacerse:

- En una hoja.
- En el diario clínico.
- O dentro de la futura app aikido-IE.

Cada semana debe anotar:

1- La puerta que más practicó.

2- La puerta que más le costó.

3- Momentos reales en los que aplicó el método.

4- Cambios observados en su vida diaria.

5- Nivel de reactividad (0–10).

Su color de cinturón emocional (según promedios).

4. Evaluación formal con el Cuestionario Aikido-IE.

El paciente completa el cuestionario:

- Al inicio.
- A las 4 semanas.
- A las 8 semanas.
- A las 12 semanas.

Esto permite medir:

- Aumento de anticipación.
- Disminución de reactividad.
- Mejora en empatía y comunicación.
- Capacidad para cerrar conflictos.
- Reducción de impulsividad.
- Equilibrio entre las 8 puertas.

El perfil se representa con un radar de 8 dominios y un cinturón emocional.

5. ¿Qué cambios se esperan si lo usa correctamente?

Después de 4 semanas:

- Menos reactividad.
- Mayor conciencia del cuerpo.
- Primeros microhábitos consolidados.

Después de 8 semanas:

- Mejora en límites, comunicación y pausa antes de reaccionar.
- Regulación autónoma más consistente.

Después de 12 semanas:

- Integración de las 8 puertas.
- "Cinturón emocional" elevado.
- Sensación estable de coherencia corporal y mental.
- Mejor manejo de conflictos interpersonales.

6. Recomendación clínica

El aikido emocional funciona mejor si se combina con:

- Psicoterapia (TCC, ACT, DBT).

- Actividad física.
- Respiración consciente.
- Prácticas de introspección.

El médico o terapeuta debe revisar cada 4 semanas:

- ¿Qué puertas mejoraron?
- ¿Dónde sigue habiendo bloqueos?
- ¿Qué técnicas funcionan mejor para ese paciente?

Así el tratamiento se personaliza.

Resumen:

Cada día practicas una puerta.
En cada crisis eliges una técnica.
Cada semana observas tu progreso.
Cada mes evalúas tu cinturón emocional.
Ese es el camino del aikido emocional.

Anexo 6. Guía práctica de aikido emocional para una situación laboral

"Un día usando el aikido emocional"

Este ejemplo te muestra cómo aplicar, paso a paso, el sistema 2A + 2B + 2C + 2D en situaciones cotidianas.

Situación real:

María, 35 años, siente ansiedad y enojo porque su jefe le pide un reporte con urgencia. Ya tiene mucha carga laboral y siente que no podrá terminarlo a tiempo. Su cuerpo se tensa y está a punto de responder de forma impulsiva. Vamos a ver cómo aplica el aikido emocional.

1. ANTICIPAR (A)

Señal interna: nota que su pecho está apretado y su respiración es corta.

Señal externa: el tono del jefe es seco, rápido, presionante.

María piensa: "Mi cuerpo ya me está avisando. Esto puede terminar en conflicto".

Practica escaneo corporal de 10 segundos.

2. ANALIZAR (A)

María se pregunta:

"¿Qué me está activando? ¿Es realmente él... o es mi miedo a no cumplir?"

Se da cuenta de que su mente saltó a: "No voy a poder", "Se va a enojar", "Voy a fallar".

Practica diario mental de las tres causas (30 segundos):

- Causa emocional: miedo al juicio.
- Causa corporal: tensión torácica.
- Causa cognitiva:pensamiento catastrófico.

3. BIENVENIDA (B)

En lugar de luchar contra su ansiedad, María piensa:

"Ok, estoy ansiosa. No pasa nada. Puedo sentirlo sin huir".

Practica respiración suave con aceptación por 20 segundos.

El cuerpo comienza a bajar la alerta.

4. BENEVOLENCIA (B)

Antes de contestar, María recuerda:

"Mi jefe también está estresado. No es personal".

Practica breve frase empática interna: "Ambos queremos que esto salga bien".

Esto la suaviza y evita la confrontación.

5. CONTROLAR (C)

María hace una respiración 4-2-6:

Inhala: 4 segundos.

Pausa: 2 segundos.

Exhala: 6 segundos.

Hace tres ciclos.

Su pulso baja y siente el cuerpo más estable.

6. CAMBIAR (C)

María cambia su pensamiento automático:

Antes: "No voy a poder con esto".

Ahora: "Lo puedo dividir en partes pequeñas. Solo empiezo por el primer paso".

Decide hacer un microhábito de 2 minutos: ordenar los puntos principales del reporte.

7. DERROTAR (D)

Aquí no significa "derrotar al jefe", sino detener el ciclo tóxico.

María pone un límite compasivo:

"Puedo hacerlo, pero necesito 40 minutos para reorganizer tareas. Te lo envío antes del almuerzo". Eso evita sobrecarga y resentimiento.

8. DISOLVER (D)

Termina la interacción y se da un minuto para cerrar:
"Hice lo mejor que pude. Solté la tensión. No guardo rencor".
Hace una larga exhalación y vuelve a su trabajo sin resentimiento.

¿Qué cambió con aikido emocional?

Antes:

- Iba a responder impulsivamente.
- Ansiedad elevada.
- Sensación de estar atacada.
- Riesgo de conflicto interpersonal.

Ahora:

- Regularizó el cuerpo.
- Comprendió su emoción.
- Se trató con amabilidad.
- Puso límites claros.
- Protegió su bienestar.
- Mantuvo la relación laboral estable.

Este es exactamente el objetivo del aikido emocional.

Resumen para el paciente:

Cuando te sientas activado emocionalmente:
1- Nota las señales → Anticipar.
2- Pregúntate qué pasa dentro de ti → Analizar.
3- Acepta la emoción, no la ataques → Bienvenida.
4- Reconoce la emoción del otro → Benevolencia.
5- Regula tu cuerpo con respiración o postura → Controlar.
6- Cambia el pensamiento automático → Cambiar.
7- Detén el ciclo tóxico con límites sanos → Derrotar.

8- Cierra y libera el momento → Disolver.

No siempre puedes controlar lo que sientes, pero siempre puedes elegir el siguiente movimiento.

María (con puntajes y cinturones Aikido-IE)

"Un día usando el aikido emocional con puntaje real".

Situación real:

María, 35 años, siente ansiedad y enojo porque su jefe le pide un reporte urgente.

Ella ya tiene mucha carga laboral y teme no poder cumplir. Su cuerpo se tensa, la respiración cambia y está a punto de reaccionar impulsivamente.

Antes de entrenar el aikido emocional, María reaccionaba con estrés, irritabilidad y culpa posterior. Ahora aplicaremos el método 2A + 2B + 2C + 2D junto con su perfil emocional.

1. Puntaje aikido-IE de María

María realizó el cuestionario en la semana 0 y obtuvo:

Anticipar: 3,0 → cinturón azul.

Analizar: 3,8 → cinturón marrón.

Be Welcome (Bienvenida): 2,1 → cinturón blanco.

Benevolencia: 3,9 → cinturón marrón.

Controlar: 2,4 → cinturón blanco.

Cambiar: 3,2 → cinturón azul.

Derrotar: 2,3 → cinturón blanco.

Disolver: 2,6 → cinturón azul.

Cinturón global de María: azul.

(Etapa de aprendizaje activo: ya no está en inicio, pero tampoco tiene fluidez completa).

Sus áreas débiles:

Bienvenida, Controlar, Derrotar → cinturón blanco.

Sus fortalezas:

Analizar y Benevolencia → cinturón marrón.

Con este mapa emocional, veamos cómo aplica las puertas durante el conflicto.

2. Aplicación del aikido emocional en tiempo real.

Puerta 1: ANTICIPAR (A)

Cinturón de María en esta puerta: azul (3,0).

Nivel: aprendizaje, pero con conciencia parcial.

Señales internas: pecho apretado, respiración corta, calor en el cuello.

Señales externas: tono seco y acelerado del jefe.

María piensa:

"Mi cuerpo está reaccionando. Esta tensión es mi primera señal".

Práctica: Escaneo corporal 10 segundos.

Esta intervención es exitosa porque ya está en cinturón azul aquí.

Puerta 2: ANALIZAR (A)

Cinturón: marrón (3,8).

Nivel: muy buena capacidad para entenderse.

María piensa:

"¿Qué me activa tanto? ¿Es él o mi miedo a no cumplir?"

Identifica:

emoción → ansiedad.

cuerpo → tensión torácica.

pensamiento → "Voy a fallar".

Practica diario mental de las tres causas.

Esta puerta la maneja muy bien gracias a su cinturón marrón.

Puerta 3: BIENVENIDA (B)

Cinturón: Blanco (2,1)

Nivel: inicio; le cuesta aceptar lo que siente.

Aquí María suele resistir su emoción y querer "quitarla".

Esta vez hace un esfuerzo de entrenamiento:

"Ok, estoy ansiosa. Está bien sentir ansiedad. No es peligrosa".

Practica respiración suave durante 20 segundos.

Como su cinturón aquí es blanco, esta parte es difícil para ella y todavía no lo lo hace de manera automática, pero lo logra.

Puerta 4: BENEVOLENCIA (B)

Cinturón: Marrón (3,9)

Nivel: alta empatía; habilidad fuerte.

María piensa:

"Mi jefe está estresado también. No es personal".

Practica frase interna de empatía: "Ambos queremos resolver esto".

Gracias a su cinturón marrón, esta puerta le sale natural.

Puerta 5: CONTROLAR (C)

Cinturón: Blanco (2,4)

Nivel: mucha reactividad; poca regulación física.

Antes habría levantado la voz o respondido rápido.

Ahora aplica una técnica breve:

Practica respiración 4-2-6 durante tres ciclos.

Su pulso baja, la mente se despeja un poco. El cambio corporal es clave porque es su puerta más débil.

Puerta 6: CAMBIAR (C)

Cinturón: Azul (3,2)

Nivel: puede cambiar pensamientos, pero no siempre.

María cambia el pensamiento tóxico:

Antes: "¡No puedo con todo!"

Ahora: "Voy a hacerlo por partes. Empiezo con lo esencial".

Practica microhábito de 2 minutos para ordenar ideas.

Su cinturón azul le permite cambiar de enfoque sin demasiado esfuerzo.

Puerta 7: DERROTAR (D)

Cinturón: Blanco (2,3)

Nivel: dificultad para poner límites.

Aquí está su mayor debilidad.

María suele ceder o explotar.

Ahora practica el límite compasivo:

"Puedo hacerlo, pero necesito 40 minutos para reorganizar mis tareas. Te lo envío antes del almuerzo".

Practica **límite breve y amable.**

Es un gran avance para una puerta con cinturón blanco.

Puerta 8: DISOLVER (D)

Cinturón: azul (2,6)

Nivel: cierta capacidad para cerrar emociones.

Después de terminar, piensa:

"Hice lo mejor que pude. Suelto la tensión".

Practica exhalación larga y cierre emocional.

Regresa a la calma sin resentimiento.

3. Resultado final usando puntaje + cinturón.

Antes del aikido emocional:

- Impulsividad.
- Ansiedad elevada.
- Pensamiento catastrófico.
- Tensión corporal.
- Conflicto con la autoridad.

Después del entrenamiento aplicado con sus cinturones:

- Reguló su cuerpo (aunque era cinturón blanco).
- Aceptó su emoción (puerta débil).
- Aplicó empatía (puerta fuerte).
- Cambió su pensamiento (cinturón azul).
- Puso límites sanos (gran logro en cinturón blanco).
- Cerró el conflicto sin resentimiento (azul).

El mapa de cinturones permitió ver qué puertas usar, cuál sería la más difícil y cuál podía apoyarla.

El aikido emocional no solo te dice QUÉ hacer, sino desde QUÉ nivel entrenas cada habilidad. María no solo aplicó las puertas, sino que:

- usó sus fortalezas (cinturones marrón y azul),
- entrenó sus debilidades (cinturones blancos),
- reguló un conflicto real sin perderel control.

En palabras del sistema: No reaccionó desde el caos, sino desde su mapa emocional. Ese es el verdadero progreso del aikido emocional.

Anexo 7. Guía práctica de aikido emocional en una situación de pareja

"Un conflicto cotidiano que se convierte en conexión".

Situación:

Carlos y Ana llevan 5 años juntos. Ana llega a casa molesta porque Carlos olvidó comprar algo importante en el supermercado.

Carlos ya venía cansado del trabajo y siente que "lo están atacando otra vez".

Ambos están a punto de discutir.

Con el aikido emocional, Carlos cambia el curso del conflicto. Vamos paso a paso.

1. ANTICIPAR (A)

Señal interna que detecta Carlos:

- Pecho apretado.
- Mandíbula tensa.
- Pensamiento rápido: "Otra vez lo mismo… ya va a empezar".

Antes, esta tensión lo llevaba directo al enojo.

Ahora piensa: "Mi cuerpo está avisando. Si no hago algo, voy a reaccionar mal".

Practica tres respiraciones conscientes.

2. ANALIZAR (A)

Carlos se pregunta: "¿Qué es lo que realmente me está activando?"

Descubre:

- Cansancio del día.
- Sensación de injusticia ("yo hago mucho").
- Miedo a no ser suficiente para ella.

Practica diario mental de las tres causas:

- Emoción: irritación.
- Cuerpo: tensión.
- Pensamiento: "No valgo lo suficiente para ella".

3. BIENVENIDA (B)

En vez de pelear con la emoción, piensa: "Estoy molesto y cansado. Está bien sentir esto. No soy un robot".

Esa aceptación reduce el 40 % de la impulsividad.

Practica una exhalación larga (6 segundos).

4. BENEVOLENCIA (B)

Carlos mira a Ana y recuerda que ella también tiene su carga. Piensa: "No es contra mí. Ella también tuvo un día difícil".

Esta sola frase cambia el tono interno.

Practica empatía activa: "Veo que estás frustrada, amor.

¿Cuéntame qué pasó?"

Ana se suaviza un poco.

5. CONTROLAR (C)

Carlos nota que su postura está rígida. Afloja los hombros y se sienta.

Practica respiración 4-2-6 durante dos ciclos.

El cuerpo baja del "modo pelea" al "modo diálogo".

6. CAMBIAR (C)

En lugar de pensar: "Me está regañando", cambia a: "Quiere sentirse apoyada, no atacarme."

Practica reencuadre cognitivo: "Puedo escuchar sin defenderme".

7. DERROTAR (D)

Aquí "derrotar" significa romper el ciclo tóxico de discusión automática, no a la pareja.

Carlos dice calmado: "Sé que te molestó que no lo comprara.

Déjame explicarte lo que pasó sin pelear".

Del otro lado, Ana pasa del 90 % de reactividad a un 40 %.

8. DISOLVER (D)

Después del diálogo y aclarar el malentendido, Carlos cierra emocionalmente:

"Gracias por decírmelo con sinceridad. No quiero que esto nos separe".

Ambos se sienten escuchados.

Practica un minuto de respiración suave + frase de conexión: "Estamos en el mismo equipo".

RESULTADO CONCRETO

Sin aikido emocional, esto hubiera terminado en:

- gritos,
- reproches,
- distanciamiento,
- resentimiento acumulado.

Con aikido emocional:

- No hubo gritos.
- Ambos se sintieron validados.
- Se resolvió en tres minutos.
- La conexión aumentó.
- Ana terminó diciendo "gracias".
- Carlos terminó en paz, no en culpa.

Este es exactamente el objetivo del método.

RESUMEN

Cuando tengas un conflicto de pareja:

1- Siente tu cuerpo → Anticipar.

2- Observa tu emoción → Analizar.

3- Acéptala sin pelear con ella → Bienvenida.

4- Reconoce la emoción del otro → Benevolencia.

5- Regula tucuerpo → Controlar.

6- Cambia la interpretaciónautomática → Cambiar.

7- Pon un límitecompasivo → Derrotar.

8- Cierra elconflicto con conexión → Disolver.

No se trata de ganar la discusión, sino de ganar la conexión.

Anexo 8. Ejemplo de puntajes y cinturones en una situación de pareja

"Un conflicto cotidiano que se convierte en conexión"

Situación:

Carlos y Ana llevan 5 años juntos. Ana llega a casa molesta porque Carlos olvidó comprar algo importante en el supermercado.

Carlos está cansado del trabajo y siente: "otra vez me están atacando". Están a tan solo unos segundos de comenzar una fuerte discusión.

Con el aikido emocional, Carlos transforma el momento.

1. Perfil aikido-IE DE Carlos (Semana 0)

Carlos completa el Cuestionario aikido-IE y obtiene:

Anticipar: 2,8 → Cinturón azul.

Analizar: 3,5 → Cinturón marrón.

Bienvenida: 2,2 → Cinturón blanco.

Benevolencia: 3,7 → Cinturón marrón.

Controlar: 2,5 → Cinturón azul.

Cambiar: 3,0 → Cinturón azul.

Derrotar: 2,0 → Cinturón blanco.

Disolver: 2,4 → Cinturón blanco.

Cinturón emocional global: azul (aprendizaje activo).

Fortalezas:

Analizar (marrón)

Benevolencia (marrón)

Intermedios:

Anticipar (azul).

Controlar (azul).

Cambiar (azul).

Áreas más débiles:
Bienvenida (blanco).
Derrotar (blanco).
Disolver (blanco).

Interpretación general:

Carlos es muy bueno para comprender emociones y ser empático, pero le cuesta aceptar su propio malestar, poner límites sin pelear y cerrar los conflictos sin quedarse con resentimiento. Este es su dojo emocional personal.

2. APLICACIÓN DEL AIKIDO EMOCIONAL DURANTE EL CONFLICTO

Están en la cocina. Ana levanta la voz. Carlos siente que su cuerpo se enciende. Momento perfecto para usar las 8 puertas del aikido emocional.

Puerta 1: ANTICIPAR (A)
Cinturón azul: 2,8
Nivel: conciencia moderada, pero no siempre constante.
Carlos nota en segundos:
- pecho apretado,
- mandíbula tensa,
- impulso de responder fuerte.

Piensa: "Mi cuerpo me está avisando. Si no hago algo, voy a decir algo que voy a lamentar".
Practica tres respiraciones conscientes.
El azul aquí lo ayuda a detener la reacción automática.

Puerta 2: ANALIZAR (A)
Cinturón marrón: 3,5
Nivel: fuerte claridad emocional.
Carlos se pregunta:
"¿Qué realmente me está activando?".

Descubre:

- emoción → irritación + cansancio
- cuerpo → tensión.
- pensamiento → "Nunca es suficiente lo que hago".

Practica diario mental de las tres causas (10–20 segundos).

El marrón aquí le permite ver la raíz de su reacción sin culpar a Ana.

Puerta 3: BIENVENIDA (B)

Cinturón blanco: 2,2

Nivel: principiante; aquí está uno de sus grandes retos.

En vez de pelearse con su emoción, dice internamente:

"Estoy molesto y cansado. Está bien sentir esto".

Practica una exhalación larga.

Esto reduce su reactividad entre 30–40 %.

Esta puerta es difícil para él por ser cinturón blanco, pero lo intenta.

Puerta 4: BENEVOLENCIA (B)

Cinturón marrón: 3,7

Nivel: empatía estable cuando está regulado.

Carlos observa a Ana y piensa:

"Ella también está frustrada. No es contra mí".

Practica empatía activa: "Amor, veo que estás molesta. Cuéntame qué pasó".

Ana baja su defensa un poco.

Esta es una técnica marrón, fluida, madura.

Puerta 5: CONTROLAR (C)

Cinturón azul: 2,5

Nivel: capacidad moderada de regular el cuerpo.

Se da cuenta de que su postura está rígida.

Ajusta los hombros y cambia su respiración.

Practica respiración 4-2-6 durante dos ciclos.

Su fisiología cambia: del "modo pelea" → al "modo conexión".

Puerta 6: CAMBIAR (C)
Cinturón azul: 3,0.
Nivel: puede reencuadrar, aunque requiere esfuerzo.
Viejo pensamiento automático:
"Me está regañando".
Nuevo pensamiento:
"Solo quiere sentirse apoyada".
Practica reencuadre cognitivo: "Puedo escuchar sin defenderme".
Esta es una habilidad de azul sólida.

Puerta 7: DERROTAR (D)
Cinturón blanco: 2,0
Nivel: le cuesta frenar peleas sin tomarlo personal.
Aquí es donde normalmente explota.
Pero intenta una técnica básica de cinturón blanco:
Practica límite compasivo: "Sé que te molestó que lo olvidara. Déjame explicarte lo que pasó sin pelear".
Rompe el ciclo tóxico sin atacar.

Puerta 8: DISOLVER (D)
Cinturón blanco: 2,4
Nivel: dificultad para cerrar conflictos.
Tras aclarar lo sucedido, Carlos hace algo nuevo:
No deja la tensión viva.
Practica respiración suave + frase de cierre emocional: "No quiero que esto nos distancie. Estamos en el mismo equipo".
El conflicto se cierra.

3. RESULTADO DEL AIKIDO EMOCIONAL CON PUNTAJES + CINTURONES

Antes:

- gritos,
- defensas,
- recriminación,
- distancia emocional.

Con el aikido emocional:

- No hubo gritos.
- Ambos se sintieron escuchados.
- Hubo empatía mutua.
- Hubo límites sanos.
- Hubo solución práctica.
- Hubo conexión real al final.
- Cero resentimiento acumulado.

Los cinturones explican porqué funcionó:

Sus cinturones marrones (Analizar, Benevolencia) → le dieron claridad y empatía.

Sus cinturones azules (Anticipar, Controlar, Cambiar) → detuvieron la impulsividad y permitieron diálogo.

Sus cinturones Blancos (Bienvenida, Derrotar, Disolver) → fueron precisamente donde entrenó y logró un movimiento nuevo.

4. RESUMEN

Carlos no se convirtió en otra persona. Solo cambió su forma de moverse emocionalmente. Identificó sus cinturones:

- Marrón: donde fluye naturalmente.
- Azul: donde necesita constancia.
- Blanco: donde está aprendiendo.

En el conflicto:

1- Sintió su cuerpo.

2- Entendió su emoción.

3- Aceptó el momento.

4- Empatizó con Ana.

5- Reguló su fisiología.

6- Cambió la interpretación.

7- Puso un límite sano.

8- Disolvió el conflicto.

No ganó la discusión. Ganó la conexión.

Anexo 9. Ejemplo clínico de cómo calcular el puntaje

Paciente: Laura, maestro de 38 años. Acude a consulta por ansiedad, irritabilidad y conflictos de pareja.

1- Aplicación del Cuestionario aikido-IE

Laura contesta los 24 ítems. Supongamos que obtiene estos puntajes:

Anticipar (ítems 1-3)

1) **3** 2) **4** 3) **3** → Total = **10**

Promedio = 10 ÷ 3 = **3,3**

Analizar (ítems 4-6)

4) **4** 5) **4** 6) **5** → Total = **13**

Promedio = 13 ÷ 3 ≈ **4,3**

Bienvenida (ítems 7-9)

7) **2** 8) **2** 9) **3** → Total = 7

Promedio = 7 ÷ 3 ≈ **2,3**

Benevolencia (ítems 10-12)

10) **4** 11) **4** 12) **4** → Total = **12**

Promedio = 12 ÷ 3 = **4,0**

Controlar (ítems 13-15)

13) **2** 14) **3** 15) **2** → Total = **7**

Promedio ≈ **2,3**

Cambiar (ítems 16-18)

16) **3** 17) **3** 18) **4** → Total = **10**

Promedio ≈ **3,3**

Derrotar (ítems 19-21)

19) **2** 20) **2** 21) **3** → Total = 7

Promedio ≈ **2,3**

Disolver (ítems 22-24)

22) **3** 23) **2** 24) **3** → Total = **8**

Promedio ≈ **2,7**

2- Asignación de cinturón por dominio.

Usando la tabla de interpretación:

1,0-2,4 → Cinturón blanco (iniciación).

2,5-3,4 → Cinturón azul (aprendizaje activo).

3,5-4,4 → Cinturón marrón (fluidez práctica).

4,5-5,0 → Cinturón negro (maestría interior).

Quedaría así:

Anticipar → 3,3 → cinturón azul.

Analizar → 4,3 → cinturón marrón.

Bienvenida → 2,3 → cinturón blanco.

Benevolencia → 4,0 → cinturón marrón.

Controlar → 2,3 → cinturón blanco.

Cambiar → 3,3 → cinturón azul.

Derrotar → 2,3 → cinturón blanco.

Disolver → 2,7 → cinturón azul.

3- Explicación al paciente

Tú, como psiquiatra, se lo explicas así:

Laura, este pefil es como tu "mapa de cinturones emocionales".

No dice si eres buena o mala persona, sino en qué etapa se está entrenando cada habilidad.

Por ejemplo:

Analizar y Benevolencia → cinturón marrón.

Tú ya tienes una buena capacidad para entender lo que sientes y para ponerte en el lugar del otro. Eres buena leyendo las emociones y tratando de ser justa.

Anticipar, Cambiar y Disolver → cinturón azul.

Aquí estás en aprendizaje activo. Ya te das cuenta de que algo se mueve en ti y a veces consigues cambiar la perspectiva y cerrar los conflictos, pero no siempre.

Bienvenida, Controlar y Derrotar → cinturón blanco.

Aquí es donde más sufres. Te cuesta permitirte sentir la emoción sin pelearte con ella, te cuesta regular el cuerpo cuando te activas, y te cuesta poner límites sin culpa o cortar la discusión a tiempo.

Esta lectura te permite decirle al paciente:

Tu problema no es que "no tengas inteligencia emocional", sino que estás en cinturón blanco en tres puertas específicas. Eso es entrenable.

4- Decisión del "cinturón global"

Puedes elegir una regla sencilla:

Opción A: promedio de todos los dominios.

Suma de promedios:

3,3 + 4,3 + 2,3 + 4,0 + 2,3 + 3,3 + 2,3 + 2,7 = 24,5

Promedio global = 24,5 ÷ 8 ≈ 3,1 → Cinturón azul global.

Opción B: criterio clínico.

Si hay varios dominios en blanco y azul, pero ninguno en negro, puedes decir:

"En tu camino general estás en cinturón azul: ya no estás empezando de cero, pero todavía no consolidaste la fluidez completa".

Así lo podrías resumir:

Cinturón emocional global: azul (aprendizaje activo).

Fortalezas: Analizar, Benevolencia.

Áreas de entrenamientoprioritario: Bienvenida, Controlar, Derrotar.

5- ¿Cómo funcionaría el seguimiento con puntaje y cinturón?

Semana 0

Se aplica el cuestionario.

Se determina el cinturón de cada dominio y el cinturón global.

Se eligen 2 puertas para entrenar 4 semanas (por ejemplo: Controlar y Derrotar).

Plan de 4 semanas para Laura:

Controlar

Práctica diaria de respiración 4-2-6 tres veces al día.

Chequeo corporal cuando se siente alterada.

Derrotar

Frases de límite compasivo entrenadas con ejemplos de pareja y trabajo.

Ejercicios de "pausa antes de responder".

Semana 4

Se repite el cuestionario aikido-IE. Supongamos que Controlar sube de 2,3 a 3,2 (blanco → azul) y Derrotar sube de 2,3 a 2,8 (blanco → azul).

Se lo explicas así al paciente:

Laura, hace un mes estabas en cinturón blanco en Controlar y Derrotar.

Hoy ya estás en cinturón azul en ambos. Eso significa que sigues teniendo reactividad, pero ya no estás en el nivel de "emociones te atropellan"; ahora tienes más capacidad de pausa y de límite.

Esto genera una sensación de progreso muy clara y motivante: no solo "me siento un poco mejor", sino "he subido de cinturón emocional en estas dos áreas".

6- Ejemplo de explicación corta al paciente.

Tu perfil actual:

Analizar y Benevolencia: cinturón marrón.

Anticipar, Cambiar, Disolver: cinturón azul.

Bienvenida, Controlar, Derrotar: cinturón blanco.

En los próximos meses vamos a trabajar para que tus cinturones blancos suban a azul, y los azules se acerquen a marrón. No buscamos perfección, buscamos progreso. Tú no eres tu puntuación. Tu puntuación es solo el mapa de entrenamiento.

7- ¿Cómo lo podrías poner en el libro?
(versión breve para el lector)

Imagina que obtienes un promedio de 2,3 en Controlar y Derrotar: eso corresponde a cinturón blanco. No significa que estés "mal" como persona, sino que estás en la fase de iniciación en esas habilidades.

Tu objetivo no es saltar directamente al cinturón negro, sino avanzar paso a paso: de blanco a azul, de azul a marrón, de marrón a negro. Cada 4 a 8 semanas puedes repetir el cuestionario, ver tus nuevas puntuaciones y comprobar en qué dominios tu cinturón emocional ha cambiado de color.

Así, el aikido emocional se convierte en un camino medible: no solo sientes el cambio, también lo ves en tu perfil.

GLOSARIO DE TÉRMINOS NEUROFILOSÓFICOS Y ORIENTALES

Este glosario ilustra cómo diversos conceptos de la filosofía oriental describen, de manera simbólica y experiencial, procesos hoy comprendidos por la neurociencia afectiva, la psicología somática y los modelos modernos de autorregulación emocional.

Término	Significado	Traducción clínica
Shin-Tai-Ichi	Unidad mente-cuerpo-espíritu	Coherencia somática y cognitiva
Kokyu	Respiración de armonía	Equilibrio autonómico mediante respiración rítmica
Hara	Centro de gravedad, bajo el ombligo	Anclaje corporal y estabilidad

Término	Significado	Traducción clínica
Irimi	Movimiento de entrada en aikido	Afrontamiento consciente en lugar de evitación
Maai	Distancia y ritmo adecuados	Límites emocionales saludables
Kokoro	Corazón-mente como unidad	Integración entre emoción y pensamiento
Mushin	"Mente vacía" o presencia pura	Estado de flujo y conciencia plena
Kintsugi	Arte de reparar con oro	Transformar heridas en sabiduría

Estos conceptos demuestran que la filosofía oriental ya contenía, desde siglos atrás, las bases de la regulación emocional moderna y la neurociencia de la conciencia.

COLECCIÓN *HERRAMIENTAS DE LA PSIQUIATRÍA MODERNA*

Cada volumen de esta colección puede leerse de forma independiente, pero juntos conforman un sistema clínico integral: evaluar, comprender, proteger y regular la mente humana. Los libros que la integran buscan integrar ciencia, clínica y humanidad.

La colección *Herramientas de la psiquiatría moderna* fue diseñada para ofrecer instrumentos clínicos claros, prácticos y científicamente fundamentados. Busca ayudar al personal de salud a tomar decisiones clínicas basadas en evidencia objetiva.

Si este libro sobre **aikido emocional** te resultó útil o revelador, te invitamos a descubrir los demás títulos, cada uno de los cuales –incluido este– tiene su respectiva edición en inglés.

Modelo DNP-21. Perfiles neuroquímicos y algoritmos clínicos en psiquiatría

Este libro introduce un modelo breve y estructurado para identificar patrones de dominancia neuroquímica subyacentes a los síntomas psiquiátricos. Más que etiquetar diagnósticos, este instrumento permite comprender la arquitectura funcional del paciente, lo que facilita la toma de decisiones terapéuticas más precisas, personalizadas y seguras. Es una herramienta pensada para la consulta real, donde el tiempo es limitado y la claridad clínica es esencial.

PNP-36. Perfil neuroquímico de personalidad

Este libro amplía la evaluación clínica hacia una comprensión dimensional y profunda del funcionamiento mental. En sus páginas se ofrece un perfil neuroquímico extendido que integra personalidad, rasgos dominantes y vulnerabilidades funcionales. Su objetivo no es encasillar al paciente, sino mapear su estilo neurobiológico predominante para anticipar respuestas al tratamiento, riesgos clínicos y estrategias terapéuticas más eficaces. Es una herramienta avanzada para el clínico que busca ir más allá del síntoma aislado.

EKG aplicado a la salud mental

Este libro aborda una de las áreas más críticas y menos enseñadas en la práctica psiquiátrica. Proporciona una guía clara y visual para comprender las interacciones entre los psicofármacos y el corazón. Este texto permite al clínico tomar decisiones más seguras, anticipar riesgos y proteger al paciente en casos de QT prolongado o arritmias inducidas por tratamiento, por ejemplo. Es una herramienta esencial para ejercer una psiquiatría responsable y moderna.

Laboratorio clínico aplicado a psiquiatría

Este libro traduce estudios de laboratorio en información clínicamente útil para la evaluación, seguimiento y ajuste terapéutico. Hormonas, metabolismo, inflamación, deficiencias nutricionales y marcadores relevantes se integran aquí como aliados del juicio clínico. El objetivo es claro: reducir la incertidumbre y mejorar la precisión del tratamiento psiquiátrico.

Made in the USA
Monee, IL
04 November 2026

67378031R00095